# DES PRINCIPAUX
# EMPOISONNEMENTS
# ET
# DE LEUR MODE DE TRAITEMENT.

DES PRINCIPAUX

# EMPOISONNEMENTS

ET

## DE LEUR MODE DE TRAITEMENT;

**OUVRAGE**

Particulièrement destiné aux personnes étrangères à la médecine ;

**PAR M$^{me}$ J. COILLOT,**

SAGE-FEMME.

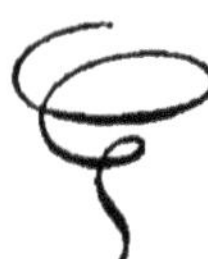

BESANÇON,

IMPRIMERIE ET LITHOGRAPHIE DE J. JACQUIN,

Rue des Granges, 42.

1846.

# INTRODUCTION.

Chaque jour l'humanité n'a-t-elle pas à déplorer de graves accidents causés par les poisons !... Jadis la méchanceté exploitait largement ce moyen de vengeance ou de cupidité ; mais aujourd'hui la loi, plus sévère et plus active, se dresse devant l'assassin, et la crainte d'un châtiment prompt et terrible parvient quelquefois à arrêter la main qui s'apprêtait à frapper. Aussi ces empoisonnements deviennent-ils de plus en plus rares ; et si *quelques pharmaciens* ne vendaient si légèrement des substances vénéneuses à tout venant, le nombre en serait encore plus restreint. De nos jours, le suicide par le poison ne se rencontre heureusement pas souvent ; en revanche, les empoisonnements accidentels sont beaucoup trop nombreux.

Comment ne pas être frappé douloureusement en voyant de malheureux empoisonnés succomber dans d'affreuses souffrances, faute de prompts secours: et le tableau d'une famille pleurant sur le cadavre d'un des siens qui, quelques heures auparavant, était plein de santé, est assez puissant pour émouvoir le cœur et faire naître le désir d'empêcher de si funestes catastrophes.

Pour remédier à un si grand mal, on ne peut raisonnablement conseiller à chaque famille de se procurer un *Traité des poisons*. D'abord, sans parler du prix qu'il faudrait y mettre, et du temps à employer à son étude, choses qui seraient prises en considération par le plus grand nombre, un ouvrage de ce genre est habituellement assez volumineux, sa lecture fatiguerait au lieu d'instruire; les discussions scientifiques qui s'y trouvent, les opinions des divers auteurs qui ont écrit sur cette matière, tout cela, comme je l'ai dit, fatiguerait nécessairement, serait mal compris, et le but serait manqué. Un pareil ouvrage n'est guère profitable qu'à un médecin, ou à toute autre personne qui fait une étude spéciale de la toxicologie.

Il faut donc un livre qui puisse se trouver dans toutes les mains et à la portée de toutes les intelligences, un livre essentiellement pratique, court et précis, et élagué de toute prétention à faire de la science, de toute théorie, en un mot de toute espèce d'hypothèse; il faut, je le répète, des faits et rien que des faits, et offrir en même temps au lecteur les moyens les plus prompts et les plus faciles pour enrayer et arrêter, s'il est possible, la marche d'un empoisonnement. Toutes ces exigences, j'ai cherché à les réunir dans ce travail.

Combien de personnes meurent empoisonnées faute d'être promptement secourues ! Dans les campagnes surtout, où l'on n'obtient le plus souvent l'assistance d'un médecin qu'avec la plus grande difficulté, l'agent toxique a le temps de produire des lésions assez graves pour résister à tous les moyens dirigés plus tard contre lui ; alors la mort survient, ou la santé est à jamais détruite ou fortement ébranlée, et tout cela ne serait point arrivé, si les personnes présentes au moment de l'accident avaient eu les connaissances suffisantes pour prévenir les effets du poison.

C'est donc dans l'intention de donner à chacun ces connaissances, que je me suis décidée à publier cet opuscule ; mais cette intention se borne simplement à indiquer les premiers secours à administrer dans un cas d'empoisonnement, et non à dispenser le malade des soins d'un médecin ; au contraire, j'insiste fortement sur la nécessité d'en appeler un promptement, car si dans cet ouvrage on trouve les moyens d'arrêter les effets d'une substance vénéneuse, les accidents qui se développent toujours ou presque toujours à la suite de l'intoxication ont besoin d'être combattus par des mains expérimentées ; et mon but, je le répète, est de donner le temps d'appeler un médecin, et non de faire de la médecine.

Ceci, je ne l'offre point non plus comme un traité de toxicologie (1); c'est un simple recueil de préceptes à suivre dans les cas d'empoisonnements les plus fréquents.

(1) La science qui s'occupe de l'étude des poisons porte le nom de *toxicologie*. ORFILA.

DES PRINCIPAUX

# EMPOISONNEMENTS

ET

DE LEUR MODE DE TRAITEMENT.

## DES POISONS EN GÉNÉRAL.

M. Orfila définit les poisons : « Toute » substance qui, prise intérieurement à petite » dose, ou appliquée de quelque manière » que ce soit *sur un corps vivant*, détruit la » santé ou anéantit entièrement la vie. »

Cette définition manque de précision. M. Orfila, en employant ces mots : *sur un corps vivant*, désigne nécessairement tous les êtres compris dans l'échelle animale, c'est-à-dire depuis l'éponge ou le polype jusqu'à l'homme. Cette pensée a une exten-sion beaucoup trop grande, et partant vicieuse. Deux mots suffiront pour mettre cette vérité hors de doute. Ainsi, les chèvres et les moutons sont bien certainement *des corps vivants*, et cependant ils recherchent et mangent avec avidité la ciguë, sans éprouver la moindre indisposition, tandis que l'homme meurt promptement après en avoir pris une quantité assez faible ; le hérisson est aussi *un corps vivant* : eh bien ! il mange impunément les cantharides, qui sont pour l'homme un poison violent. Comme nous n'avons à nous occuper que des agents qui ont une action vénéneuse sur l'homme, les deux exemples qui viennent d'être cités démontrent la nécessité d'une définition plus exacte ; nous allons tâcher de la donner :

*On désigne sous le nom de poison toute substance qui, à petite dose, étant déposée dans une cavité ou appliquée à l'extérieur du corps de l'homme, détermine la mort ou détruit la santé.*

Cependant il est difficile d'établir une différence bien tranchée entre les médicaments et les poisons ; l'action de ceux-ci est toute relative : le tempérament, l'état de santé ou de maladie, et une foule d'autres circonstances auxquelles elle est subordonnée, produisent à chaque instant les résultats les plus contradictoires, et mettent souvent en défaut la perspicacité du médecin. J'ai vu cinq centigrammes (1 grain) d'extrait gommeux d'opium, associé à du sulfate de quinine, déterminer chez un homme fort et robuste, mais atteint de fièvre intermittente rebelle, des symptômes d'empoisonnement, et le même homme, traité par l'arsenic (acide arsénieux), fut rapidement guéri et sans le moindre accident.

On voit par là qu'il est impossible de déterminer si telle ou telle substance donnée à telle ou telle dose sera ou ne sera pas un poison ou un médicament bienfaisant. Chez certaines femmes nerveuses, un demi-centigramme (1/10 de grain) d'extrait gommeux d'opium produit des symptômes d'empoisonnement, et tous les médecins savent que Dupuytren, dans des cas de tétanos, donnait le laudanum jusqu'à la dose de trente et quarante-cinq grammes (1 once et 1 once et demie) dans les vingt-quatre heures. Dans leur Traité de thérapeutique, MM. Trousseau et Pidoux (article *Opium*) rapportent, entre autres faits, deux cas de guérison de tétanos obtenus par Littleton sur deux enfants de dix ans : le premier fut guéri après avoir pris en un seul jour trente grammes (1 once) de laudanum ; le second ne revint à la santé qu'après avoir, dans l'espace de douze heures, consommé cinquante grammes (14 gros) d'extrait d'opium.

En général toutes les substances considérées comme étant des poisons deviennent, dans les mains d'un médecin habile, des médicaments précieux. Tous les jours on emploie l'acide hydrocyanique, la morphine, l'arsenic et le mercure, sous toutes les formes, et lorsque ces agents sont sagement employés, ils rendent d'immenses services ; c'est donc au médecin prudent et instruit à déterminer les circonstances où leur emploi est indiqué.

En prenant en considération leur origine, les poisons se divisent en poisons *animaux*, poisons *végétaux* et poisons *minéraux*. Aussi, pour leur étude, au lieu de suivre la marche du plus grand nombre des toxicologistes, qui les ont classés d'après leur mode d'action sur l'économie animale, nous nous bornerons à les étudier séparément dans chacun des trois règnes de la nature. D'abord nous verrons les corps vénéneux fournis par le règne animal *(poisons animaux)*, ensuite ceux du règne végétal *(poisons végétaux)*, enfin ceux qui sont compris dans le règne minéral *(poisons minéraux)*.

Les poisons se présentent sous trois états différents : 1° *solides*, 2° *liquides*, 3° *gazeux*. Quelques-uns d'entre eux peuvent passer successivement par ces trois états. Il y a bien encore une quatrième forme sous laquelle se présentent certains poisons : *c'est l'état miasmatique*, mais cette espèce d'empoisonnement n'étant point comprise dans le cadre que je me suis tracé, je m'abstiendrai d'en parler ; d'ailleurs on pourrait à la rigueur classer ces corps délétères parmi les poisons gazeux.

L'intoxication ou empoisonnement a lieu de deux manières :

1° La substance vénéneuse peut être directement introduite dans l'économie. Ce mode d'empoisonnement offre plusieurs voies: ainsi le poison sera déposé dans la bouche ou l'estomac ; dans les intestins, la vessie, le tissu cellulaire, etc.; ou bien encore dans une veine ou un vaisseau lymphatique ; ou enfin, le poison étant à l'état gazeux, vient par la respiration se mêler au sang en pénétrant dans les cellules du poumon.

2° Dans le second cas, l'agent toxique sera simplement appliqué à la surface du corps.

Mais par quel mécanisme a lieu l'intoxication ?... Pour répondre à cette question, il est nécessaire de savoir que tous les corps ont une structure plus ou moins poreuse; or, cette porosité explique parfaitement de quelle manière s'opère l'empoisonnement. La matière délétère étant appliquée sur une partie quelconque de notre corps, y pénètre en traversant ces pores. C'est donc par une simple imbibition, provoquée par l'*attraction capillaire*, que le poison arrive dans nos organes. Cette attraction est puissamment secondée par l'*endosmose*, phénomène découvert depuis quelques années par M. Dutrochet.

S'il m'a été facile d'expliquer comment les corps se laissent pénétrer par les substances vénéneuses mises en contact avec eux, il n'en sera pas de même relativement à une singulière et curieuse particularité qui se rattache aux poisons : c'est que tel ou tel agent toxique adoptera exclusivement tel ou tel organe pour y manifester son action, et laissera toujours ou presque toujours les autres organes dans un état parfait d'intégrité. Par la suite nous aurons occasion de vérifier ce phénomène remarquable.

Il a été dit plus haut que les poisons peuvent se présenter sous trois états différents, *solides*, *liquides* et *gazeux*. De ces données générales on peut déjà conclure : *que, toutes choses égales d'ailleurs, l'absorption ou imbibition sera plus lente et plus difficile pour un corps solide que pour un corps liquide, et pour un corps liquide que pour un corps gazeux*. Ceci, je pense, n'a pas besoin d'explication, et le bon sens le plus simple suffit pour le faire comprendre.

Maintenant on arrive tout naturellement à se poser cette question : L'absorption a-t-elle lieu partout, *pour le même poison*, avec la même rapidité?... Non, sans doute, elle ne peut se faire aussi promptement sur la main ou le bras que dans la bouche, l'estomac ou les intestins, par la raison toute simple que ces dernières parties ne sont tapissées que d'une membrane muqueuse très perméable aux liquides, et que la peau étant recouverte d'une espèce de vernis appelé *épiderme*, se laisse difficilement pénétrer par les substances étrangères. En médecine, cependant, lorsqu'on est dans la nécessité d'administrer à un malade un médicament qui, déposé dans l'estomac, pourrait déterminer des accidents, on enlève à la peau son épiderme au moyen d'un vésicatoire, et la substance médicamenteuse, déposée sur la plaie, ne tarde pas à être absorbée et portée dans le torrent de la circulation. Ce procédé est appelé *méthode endermique*. M. Orfila pense que pour certains poisons, l'absorption se fait de cette manière beaucoup plus rapidement que par les autres voies.

D'après ce qui précède, on peut poser en principe *que l'absorption sera d'autant plus rapide dans un organe, qu'il sera plus poreux et plus vasculaire.* Le poumon est sans aucun doute celui de nos organes où les pores sont les plus nombreux , sa texture est toute spongieuse , et d'innombrables vaisseaux le parcourent ; aussi est-ce là que l'absorption se fait avec la plus grande rapidité. Voici d'ailleurs , sur cette fonction , l'avis d'un auteur recommandable (1) :

« En général l'absorption est plus prompte :

» 1° Lorsque la peau est dépourvue d'é-
» piderme ;

» 2° Lorsque le poison a été déposé sur le
» trajet des vaisseaux lymphatiques ;

» 3° Lorsque le poison est dissous. »

Et plus loin , le même auteur s'exprime encore ainsi :

« Relativement aux poisons absorbés, on
» remarque que quelques-uns d'entre eux
» n'exercent aucune action sur la partie où
» ils sont appliqués, tandis que d'autres l'ir-
» ritent. L'acide hydrocyanique , l'opium ,
» sont dans le premier cas ; le sublimé cor-

(1) *Encyclopédie moderne, ou Bibliothèque universelle de toutes les connaissances humaines*, article des *Poisons*.

» rosif, l'oxyde d'arsenic, sont dans le se-
» cond. »

Enfin les résultats d'un empoisonnement seront d'autant plus à redouter, que *le poison sera plus actif, l'organe où il sera déposé plus important, et le sujet empoisonné plus faible et plus impressionnable.*

## DES EMPOISONNEMENTS LENTS.

Avant d'aborder définitivement l'étude des poisons, je vais chercher à faire justice d'un préjugé répandu dans toutes les classes de la société. Généralement on croit à l'existence des *poisons lents.* Dans l'acception rigoureuse de ce mot, ces poisons n'existent pas réellement. Une personne, il est vrai, peut succomber lentement à la suite d'un empoisonnement, mais cette mort est simplement le résultat des lésions produites par la présence *momentanée* de la substance vénéneuse dans l'économie, car ces lésions peuvent, indépendamment du poison qui les a fait naître, exister par leur propre force, marcher en obéissant à l'impulsion qu'elles ont reçue d'abord, et détruire la vie peu à peu.

Cependant on peut s'empoisonner lentement, et voici le cas : si, à des époques assez rapprochées l'une de l'autre et pendant un certain temps, on fait usage d'un poison quelconque, dont la dose, tout en étant insuffisante pour donner la mort sur-le-champ, le soit assez pour altérer la santé, même faiblement, ce poison, dis-je, pris à doses fractionnées, par son usage prolongé détruira par la suite nécessairement la vie, et la mort de l'individu sera le résultat de ce que l'on appelle *un empoisonnement lent* et non d'un poison lent.

En parlant des poisons lents, je viens d'avancer que toute substance vénéneuse introduite dans notre économie ne fait qu'y séjourner plus ou moins longtemps, et que les lésions qui résultent de son action n'ont plus besoin de sa présence pour persister et anéantir entièrement la vie. Ceci est vrai, et pour le mieux faire comprendre, prenons pour comparaison une blessure faite par une arme à feu dont le projectile sera resté dans la plaie. Cette blessure, lors même que le corps vulnérant en aura été extrait, n'en conservera pas moins son caractère de gravité, qui persistera indépendamment de la cause qui l'aura produite. Le poison fait aussi une véritable blessure, et, dans les deux cas, la réaction vitale engage une lutte avec le mal qui tend à s'agrandir; alors, si les forces déployées par cette réaction sont insuffisantes pour enrayer la marche de l'état morbide, la vie s'éteint après un combat plus ou moins long; dans le cas contraire, le malade revient à la santé.

Expliquons maintenant de quelle manière les substances vénéneuses et même nutritives ne font, pour ainsi dire, que parcourir notre économie pour en être rejetées un peu plus tard.

Il existe chez tous les êtres vivants un mouvement continuel de *composition* et de *décomposition*. Le premier (composition) comprend ce travail par lequel nous assimilons à notre propre existence les substances nécessaires à l'entretien de la vie, comme l'air, la nourriture, etc.; le second (décomposition) est un travail entièrement opposé au premier, et qui consiste dans l'élimination d'une certaine quantité de molécules constituantes de notre corps, entraînées au dehors par la transpiration, les urines, etc. Ainsi, après un certain temps, long à la vérité, le corps peut être entièrement renouvelé. Ces explications suffisent, je pense, pour faire comprendre comment les poisons, et en général tous les corps susceptibles d'être absorbés, ne font en nous qu'un séjour dont la durée est toujours subordonnée à l'activité du mouvement de décomposition. Pour donner une idée plus exacte de ce mouvement de composition et de décomposition, nous allons rapporter un exemple cité par Milne-Edwards dans ses *Eléments de zoologie*.

« Un chirurgien anglais, Belchier, ayant » mangé par hasard d'un cochon qui avait » été élevé chez un teinturier, remarqua » que les os de cet animal étaient rouges, et » attribuant cette particularité à ce qu'on » l'avait nourri avec des aliments colorés de » la même manière, il conçut la possibilité » de se servir d'un moyen analogue pour

» rendre visibles les effets du travail nutritif, » et il entreprit des expériences qui, répé- » tées ensuite par un grand nombre de sa- » vants, furent couronnées d'un plein succès. » En nourrissant des animaux avec de la ga- » rance pendant un certain temps, on trouva » toujours que les os étaient teints en rouge » par le dépôt de cette matière colorante dans » l'épaisseur de cette substance, et, lorsque » après avoir nourri ainsi un animal on sus- » pendit l'usage de la garance, on trouva » qu'après un temps déterminé, la matière » rouge qui avait dû se déposer dans la » substance de ces organes ne s'y trouvait » plus et en avait été nécessairement rejetée. » Or, ces faits ne peuvent s'expliquer que » par le mouvement continuel de composi- » tion et de décomposition auquel on donne » le nom de nutrition. »

Enfin, avant de terminer ces considérations générales que j'ai crues nécessaires pour l'intelligence de ce qui va suivre, il me reste à indiquer sommairement la conduite à tenir en face d'un empoisonnement :

1° Chercher d'abord à s'opposer à l'absorption du poison, quelle que soit sa nature et l'organe où il a été déposé;

2° Si l'estomac ou les intestins sont le siége de l'empoisonnement, se hâter de l'évacuer, s'il est encore possible, puis administrer un antidote convenable;

Mais si le corps délétère a pénétré dans l'économie par tout autre voie, et qu'on ne puisse en obtenir l'élimination en provoquant les vomissements ou les purgations, il faudra s'empresser d'en neutraliser, autant que possible, les effets par les moyens indiqués aux articles propres à ces sortes d'empoisonnements;

3° Combattre promptement et avec vigueur les phénomènes morbides qui se manifestent après l'empoisonnement, et même, s'il est possible, les faire avorter dès le début.

## POISONS ANIMAUX.

### De la Rage [1].

La rage est placée par le plus grand nombre des auteurs au rang des maladies nerveuses. La divergence des résultats obtenus par l'anatomie pathologique n'a pas encore permis de déterminer exactement le siége de cette affection; cependant quelques médecins prétendent qu'elle pourrait bien résider dans la moëlle épinière et le pharynx. Pour mon compte, je suis portée à penser que la rage est une névrose générale, se manifestant toujours par des symptômes constants, variables seulement sous le rapport de l'intensité, et au nombre desquels on remarque plus particulièrement une constriction violente de la gorge, souvent accompagnée d'envies de mordre et d'une horreur invincible des corps liquides, brillants et polis. Cette horreur

(1) Poison septique des auteurs. On donne le nom de septique à cette classe de poisons qui corrompent les humeurs et produisent des affections gangréneuses.

surtout se manifeste à l'aspect de l'eau, ce qui lui a valu le nom d'*hydrophobie*, qui signifie horreur de l'eau.

On divise l'hydrophobie en *spontanée* et en *virulente*. La première, dans l'espèce humaine, naît sous l'influence d'un froid glacial, lorsque le corps est en sueur. Une frayeur subite ou un violent accès de colère peuvent aussi la déterminer ; la seconde est toujours le résultat de la morsure d'un animal enragé. Dans les pays chauds, l'hydrophobie ne se rencontre que fort rarement : l'Égypte, par exemple, est dans ce cas. Les froids rigoureux semblent aussi nuire à son développement, car en Sibérie elle est peu connue. En Europe, cependant, elle paraît propre à certaines classes d'animaux : dans nos pays, on la voit sévir tout à coup, sans cause appréciable, sur les chiens, les loups, les renards et les chats. Généralement on pense que la privation de boisson et d'aliments peut la déterminer ; rien n'est plus faux pourtant, et cette erreur a été réfutée par de nombreuses expériences. Certaines époques de l'année favorisent particulièrement son développement sur quelques animaux : en mars et avril, les loups en sont plus fréquemment atteints que dans le cours des autres mois; les chiens la contractent ordinairement en mai et en septembre. Au résumé, on voit que la rage spontanée, chez les animaux, se développe presque toujours sans qu'il soit possible d'en reconnaître exactement la cause.

L'homme devenu hydrophobe spontanément peut-il, comme le chien, le loup ou le renard, communiquer la rage à ses semblables? Je ne le pense pas; cette maladie n'étant point propre à l'espèce humaine, les cas qui en ont été observés ne peuvent être considérés que comme de rares exceptions. Ce genre d'affection, tout en ayant la plus grande analogie avec la rage virulente, n'en a pas la nature : le principe morbide appelé *virus rabique* n'y existe pas réellement, puisqu'il n'y a pas eu d'inoculation; mais il en est bien autrement lorsque l'homme a été mordu par un animal atteint d'hydrophobie. Ici le virus contenu dans la salive de l'animal pénètre dans la plaie faite par la morsure, et détermine un véritable empoisonnement par inoculation. Dans cette circonstance, l'homme peut, par sa morsure, communiquer la rage non-seulement à ceux de son espèce, mais encore aux autres animaux.

Comment penser, en effet, que le froid, la peur ou la colère, peuvent avoir des résultats semblables à ceux que produit la morsure d'un animal enragé ?..... Ceci n'est point admissible; autant vaudrait dire que telle ou telle cause fera naître les mêmes accidents que la morsure d'une vipère : ce reptile dépose son venin dans les téguments, l'animal hydrophobe fait de même en mordant, et dans les deux cas il y a absorption, et par suite empoisonnement. Ainsi, chez l'homme, la rage spontanée et la rage virulente ne sont point de la même nature; la ressemblance n'existe pour ces deux maladies, essentiellement différentes dans leur principe, que dans les symptômes extérieurs. La nature de la première est simple ; la seconde reçoit, par l'inoculation, un cachet qui en fait un état morbide à part. D'après cette théorie, il est donc permis de conclure que, dans l'espèce humaine, l'affection rabiforme appelée *rage spontanée* est plus facilement curable que la *rage virulente*, et cette manière de voir implique nécessairement un traitement particulier pour chacune d'elles. Dans cet exposé, je ne parlerai que de l'*hydrophobie virulente* ou *communiquée*.

La marche de la rage, sauf quelques exceptions, est à peu près constamment la même. Le plus ordinairement, les symptômes hydrophobiques ne suivent pas immédiatement la morsure. On les a vus cependant se manifester vingt-quatre heures ou quarante-huit heures après l'inoculation, mais ces cas sont rares; on a vu même encore des personnes devenir subitement enragées, plusieurs années après avoir été mordues, en apprenant que l'animal qui les avait blessées, dans le même temps avait, par de nouvelles morsures, déterminé la rage sur d'autres individus. Ces derniers faits ne peuvent s'expliquer que par une violente secousse morale, une grande frayeur accompagnée de la crainte de se voir affecté de la rage. Cette espèce d'hydrophobie, bien que pouvant, comme tous les ébranlements qui résultent d'émotions puissantes, amener promptement la mort, n'est pas pour cela de nature virulente, car le virus rabique, entraîné qu'il est dans l'économie par l'effet de l'absorption, ne peut rester en nous un laps de temps aussi long sans y manifester sa fatale influence.

L'hydrophobie virulente n'apparaît guère avant le trentième jour de l'inoculation, rarement elle dépasse le soixantième. Les symptômes qui la précèdent et l'accompagnent sont ceux-ci : la morsure, qui d'abord s'était cicatrisée, s'engorge ensuite, devient douloureuse et livide, et peut s'ouvrir en laissant écouler de la sérosité roussâtre. Suivant MM. Orfila et Devergie, si la morsure a été faite aux membres inférieurs, la douleur s'étend rapidement et se fixe à la base de la poitrine ; mais si les membres supérieurs sont le siége de l'inoculation, cette douleur se porte particulièrement à la gorge. Alors le malade perd sa gaieté, ses yeux brillent d'un éclat insolite, et son sommeil est troublé par des rêves effrayants. Cet état précède ordinairement de trois ou quatre et même cinq jours l'apparition de la rage, qui débute toujours par un frissonnement nerveux appelé *frisson hydrophobique;* puis survient une soif violente que le malade cherche à apaiser, mais l'aspect des liquides et même des corps polis le met en fureur ; on le voit repousser avec horreur le vase qui contient la boisson qu'il avait demandée à grands cris. Sa gorge se resserre au point d'empêcher le passage des aliments ; il éprouve comme un tremblement général et convulsif, accompagné d'oppression et de soupirs prolongés ; une bave écumeuse et gluante sort de sa bouche ; sa respiration est difficile, et son pouls dur, fréquent et développé ; sa peau est brûlante et couverte de sueur ; ses forces physiques sont augmentées, et quelquefois il cherche à mordre les personnes qui l'entourent. Cette série de symptômes n'est jamais continuelle, ils reviennent par accès dont chacun est souvent terminé par une syncope ; mais ces accès, qui au début laissaient entre eux quelques heures d'intervalle, se renouvellent à des époques de plus en plus rapprochées l'une de l'autre, et le malade succombe du premier au cinquième jour.

Ces symptômes, tout en pouvant offrir une intensité plus grande et un développement plus rapide, peuvent être aussi moins violents; certaines circonstances sous l'influence desquelles ils se trouvent sont susceptibles de les modifier en bien ou en mal : ainsi la morsure d'un loup est plus dangereuse que celle d'un chien; et l'on a remarqué que toute morsure faite à travers les habits avait des résultats moins pernicieux que celle faite sur la chair nue. Ceci se comprend très bien, car les dents de l'animal étant couvertes de salive viciée par le virus qu'elle contient, se trouvent essuyées en traversant l'étoffe des vêtements, avant de pénétrer dans les chairs. Ces choses doivent nécessairement être prises en considération par le médecin appelé à donner ses soins à un hydrophobe, avant d'établir son pronostic.

### *Traitement.*

Avant toute chose et le plus promptement possible, lorsqu'une personne aura été mordue par un animal soupçonné d'hydrophobie, il faudra s'opposer à l'absorption du virus rabique, en plaçant d'abord, s'il est possible, une ligature au-dessus de la morsure, l'élargir au moyen d'un bistouri ou de tout autre instrument tranchant qui se rencontrera sous la main, puis, par de légères pressions, on facilitera la sortie du sang qui peut, par son écoulement, entraîner le virus au dehors; ensuite la plaie sera lavée avec de l'eau tiède ou salée, et, à plusieurs reprises, brûlée profondément au moyen d'un fer chauffé à blanc. De tous les moyens de cautérisation, c'est le plus sûr et en même temps le plus prompt, et quelle que soit la douleur qu'il produise, on ne doit jamais reculer contre son emploi dans un cas aussi grave qu'est l'hydrophobie. Toutes ces choses terminées, on recouvrira la plaie d'un tampon de charpie maintenu au moyen d'une compresse et d'une bande.

Un grand nombre de médicaments ont été employés à l'intérieur dans le but de neutraliser l'action du virus rabique : tous ont été préconisés par les médecins qui en ont fait usage, mais aucun d'eux n'a répondu aux espérances qu'ils avaient fait naître. La saignée et quelques purgatifs ont rendu des services. Des sueurs abondantes provoquées comptent deux ou trois cas de guérison. MM. Roche et Samson en rapportent un exemple arrivé dans leur pratique. Je me rappelle avoir lu qu'une jeune fille hydrophobe ayant été enfermée dans un grenier où se trouvait une grande quantité d'aulx, mangea beaucoup de ces plantes qui provoquèrent chez elle une transpiration tellement copieuse que, lorsqu'on alla la voir, on la trouva dans un si grand état de faiblesse qu'à peine pouvait-elle se soutenir, mais du reste elle fut parfaitement guérie. En pareille circonstance, je n'hésiterais pas un seul instant à adjoindre à la cautérisation la saignée et les sudorifiques puissants.

Quelques médecins ont avancé que du troisième au neuvième jour de la morsure, il se développe, sous le frein de la langue des personnes mordues, plusieurs pustules de la grosseur des lentilles, et pleines de sérosité blanchâtre. D'après leur opinion, le virus rabique siégerait dans ces pustules. Dans ce cas, ils conseillent de les ouvrir chaque jour pour en éliminer la sérosité, ensuite de faire gargariser le malade avec de l'eau salée, puis de cautériser ces pustules au moyen d'un petit cylindre de fer rougi au feu. Cette opération, pour être couronnée de succès, doit être renouvelée chaque jour et à plusieurs reprises, s'il en est besoin, pendant six semaines; mais si l'on manque une seule fois de prendre ces précautions, les pustules disparaissent, le virus alors est résorbé, et la rage est inévitable.

Indépendamment des moyens curatifs de l'hydrophobie indiqués plus loin, ce dernier, quoique ayant besoin d'être vérifié, n'est cependant nullement à négliger.

Ici ne finissent point les obligations du médecin; le moral du malade réclame aussi sa part de secours : il faut le rassurer, chercher à lui persuader que les soins qu'on lui donne ne sont que de simples précautions dictées par la prudence, et pour sa propre tranquillité, le transporter loin du lieu où il a été mordu, calmer l'inquiétude de son imagination en cherchant à fixer son attention sur des pensées étrangères à son état actuel, et surtout éloigner de lui les personnes imprudentes qui pourraient lui rappeler son accident. Cette médication morale est toujours d'un grand secours, et n'est pas la tâche la moins pénible à remplir.

## De la Vipère [1].

La vipère est un reptile à peau écailleuse, de l'ordre des *ophidiens* et de la famille des *hétérodermes*. Sa longueur habituelle est de soixante-dix à quatre-vingts centimètres; sa couleur ordinaire est d'un brun verdâtre, et l'on remarque le long de son dos une ligne noire en zig-zag; elle a le dessous du ventre comme ardoisé, et sur chacun de ses flancs se trouve une rangée de taches noires. La queue se termine en s'amincissant, et le mâle est toujours plus gros que la femelle. La vipère a la tête plate en forme de cœur, dont le sommet répond au museau, et sur chacun

(1) Poison septique des auteurs.

de ses côtés se trouve une ligne noire qui, par sa réunion à angle aigu avec celle du côté opposé, forme assez bien le chiffre romain V. La vipère a l'œil rouge, vif et étincelant, les mouvements rapides, la langue fourchue et molle, s'allongeant à volonté et ne pouvant nullement blesser. Sa mâchoire supérieure est armée en avant de deux longues dents ou crochets percés longitudinalement d'un petit canal qui correspond à une glande placée de chaque côté de la tête, presque sous la peau, en arrière de l'orbite. Cette glande est l'organe sécréteur du venin qui vient, en suivant la direction du canal indiqué, se déposer dans les morsures faites par les crochets. Ainsi ces dents ont la double action de blesser et de déposer en même temps au fond de ces blessures le venin du reptile, et, lorsque l'animal ne veut point mordre, il les cache dans un repli de la mâchoire. Derrière ces dents, se trouvent plusieurs petits germes destinés à les remplacer lorsqu'elles viennent à être brisées. La mâchoire inférieure n'offre plus la même organisation.

La vipère se rencontre dans tous les pays

tempérés et méridionaux de l'Europe. Elle habite les lieux secs, et principalement les rochers exposés au soleil. En hiver, elle reste cachée sous terre dans un état d'engourdissement qui ne se dissipe qu'au printemps. Sa morsure est très dangereuse, principalement en mai et en juin, et peut amener promptement la mort. Cette morsure sera d'autant plus à redouter, et la série des symptômes qui l'accompagnent sera d'autant plus rapide,

Que la vipère sera plus grosse et plus en colère;

Qu'elle n'aura pas mordu depuis longtemps;

Que le climat sous lequel l'accident aura eu lieu sera plus chaud;

Que ces morsures seront plus nombreuses et plus profondes;

Que l'individu blessé sera plus faible et plus irritable;

Enfin, si les secours n'ont été administrés que longtemps après la blessure.

On comprend facilement que le contraire aura nécessairement lieu si la personne mordue se trouve dans des circonstances opposées.

Le venin de la vipère, même après la mort de ce reptile, possède encore ses propriétés vénéneuses. On en a conservé pendant plusieurs années, et au bout de ce temps il n'en tuait pas moins promptement les animaux auxquels on le transmettait par inoculation. Une simple piqûre faite avec un des crochets arraché depuis longtemps de la mâchoire d'une vipère morte, produirait infailliblement des accidents. D'après ceci, on peut juger du danger que courent les personnes mordues par ce reptile, et de la nécessité où l'on est de les secourir promptement.

### *Symptômes.*

Sentiment d'une vive douleur à la partie mordue, puis survient immédiatement du gonflement et de la rougeur, qui s'étendent, ainsi que la douleur, avec beaucoup de rapidité. Sueurs froides, affaiblissement des forces physiques, trouble de la vue, et parfois cécité; douleurs de tête, souvent délire ; soif vive, oppression, pâleur de la face, pouls fréquent et petit, vomissements bilieux, ballonnement du ventre, coliques et selles abondantes, malaise, syncopes, et jaunisse générale.

Tous ces signes sont la manifestation évidente de l'absorption du venin de la vipère ; mais lorsque leur intensité est arrivée à son apogée de développement, et que la mort doit être le résultat de la morsure, ces symptômes ont une marche et un caractère infiniment plus graves ; les voici, d'ailleurs, tels qu'ils sont décrits par M. Marjolin, dans son article *des plaies envenimées* :

« Alors il découle de la plaie une sérosité
» sanieuse ; un engorgement mou et œdé-
» mateux s'empare de tous les environs ; la
» peau devient froide, se recouvre de phlyc-
» tènes, puis bientôt de taches livides et
» gangréneuses. Cependant le malade est en
» proie à une céphalalgie violente, à des ver-
» tiges, à une faiblesse extrême ; il est in-
» quiet, épouvanté ; toute sa peau se jaunit,
» ses gencives sont tuméfiées, son haleine
» puante ; une soif ardente le dévore. Enfin

» une oppression extrême, la contraction et » l'intermittence du pouls, un hoquet, des » vomissements que rien ne peut calmer, des » lipothymies fréquentes, annoncent le der- » nier degré de prostration, et la mort arrive » au milieu des angoisses.

» Ces accidents se développent plus ou » moins promptement, de même qu'ils va- » rient d'intensité. M. Hervez a vu mourir » en trente-sept heures une femme qui avait » été mordue à la cuisse par une vipère, et » le docteur Prina rapporte qu'un homme » succomba en huit heures des suites d'une » semblable piqûre. »

Au commencement de cet article, nous avons indiqué les causes qui peuvent rendre raison de la différence que l'on observe dans la durée, la marche et l'intensité des accidents qui résultent de la morsure d'une vipère; ainsi nous n'y reviendrons pas.

### *Traitement.*

Comme pour l'hydrophobie, le traitement de la morsure de la vipère se divise en local et en général. Les moyens locaux doivent toujours passer en première ligne ; ils sont évidemment les plus efficaces , et l'on doit insister sur leur emploi.

D'abord il faut établir une ligature au-dessus de la morsure , ne pas trop la serrer , dans la crainte de déterminer l'engourdissement de la partie, débrider la plaie, faciliter l'écoulement du sang par des pressions répétées , puis sucer ou faire sucer le plus longtemps possible la blessure. Cette dernière opération ne compromet en aucune manière celui qui la pratique, à moins cependant qu'il n'ait quelques ulcérations aux lèvres ou dans la bouche ; dans ce cas l'absorption du venin pourrait avoir lieu par les parties ulcérées et déterminer des accidents. On peut encore remplacer la succion par l'emploi de la ventouse ; mais ce moyen, avec ce qu'il n'est pas toujours applicable , est , selon moi , moins efficace que le premier.

Ces précautions une fois prises , on instillera dans la plaie de l'ammoniaque liquide *(alcali volatil)*, puis on la recouvrira d'un tampon de charpie trempé dans le même liquide. Si cependant ces morsures étaient nombreuses et profondes, il vaudrait mieux, tout en ayant soin d'employer les moyens qui viennent d'être indiqués, les cautériser fortement, soit avec le fer rouge, soit avec l'acide sulfurique *(huile de vitriol)*, puis envelopper les parties malades d'un linge enduit d'un mélange d'alcali et d'huile d'olive. Pendant ce traitement, et pour plus de certitude de guérison, on fera bien d'administrer au malade, toutes les deux heures, selon les conseils de M. Orfila, une infusion de feuilles d'oranger ou de tilleul à laquelle on ajoutera cinq ou six gouttes d'alcali volatil.

Si cependant il arrivait que malgré tous ces soins le mal fît des progrès, et qu'une prostration grande et rapide des forces physiques survînt, il faudrait, en attendant l'arrivée d'un médecin, faire prendre au blessé quelques toniques, comme du vin généreux, chaud et sucré, en assez grande quantité pour provoquer la transpiration et lui donner en même temps une somme de forces vitales suffisante pour neutraliser l'action délétère du venin. A défaut de vin chaud, de fortes infusions de café pourraient le remplacer.

S'il arrivait quelques complications, comme la gangrène par exemple, le médecin appelé adjoindrait au traitement indiqué celui de cette maladie.

## Du Scorpion (1).

Cet insecte, du genre *arachnide*, ordre des *pédipalpes*, se trouve dans tous les pays chauds des deux mondes. Il se tient sous les pierres, dans les lieux bas et humides, et même jusque dans l'intérieur des habitations. Il est assez commun en Languedoc et en Provence. Le scorpion d'Europe est de couleur brune, long d'environ un pouce, et n'ayant que six yeux (2). Sa queue est formée de six anneaux dont le dernier se termine en espèce de dard. La conformation de ce sixième anneau constitue une arme vraiment redoutable, car, lorsque l'animal est irrité, il en frappe son ennemi, et dépose dans la plaie qu'il vient de faire, son venin qui découle de la

(1) Poison septique des auteurs.

(2) Le scorpion *roussâtre* que l'on trouve dans les pays chauds de l'Europe et dans la Barbarie, est pourvu de huit yeux. Sa taille est plus grande que celle du scorpion de notre pays.

base de ce dard, par deux petits trous qui communiquent directement avec l'organe sécréteur de cette liqueur.

La piqûre du scorpion des pays chauds est très dangereuse, mais en Europe elle est infiniment moins à craindre que celle de la vipère. C'est à peine si un chien de petite taille mourrait de la piqûre d'un scorpion de notre pays. Les gens du midi de la France prennent à peine quelques précautions lorsqu'ils sont blessés par cet insecte.

Les symptômes qui accompagnent la piqûre du scorpion d'Europe sont : une douleur assez vive à la partie blessée, accompagnée d'engorgement et de rougeur de cette partie. On a vu, mais rarement, des phlyctènes survenir autour de la piqûre. Ces symptômes se dissipent d'eux-mêmes en cinq ou six jours ; lorsqu'on a dirigé contre eux un traitement convenable, ils disparaissent beaucoup plus promptement.

Les symptômes généraux sont nuls, ou presque nuls, à moins cependant que le sujet blessé ne soit un enfant ou une personne débile, et que les piqûres soient nombreuses;

alors, dans ce cas, on aurait à employer les moyens conseillés dans le traitement de la morsure de la vipère.

### *Traitement.*

Il se borne simplement à ouvrir légèrement les piqûres, les faire saigner le plus possible, et introduire de l'alcali volatil dans la plaie, que l'on aura soin de recouvrir d'un petit linge trempé dans ce liquide. Si cependant les douleurs étaient vives, on pourrait placer sur la partie blessée des cataplasmes émollients laudanisés. Les bains locaux peuvent être aussi d'un puissant secours, mais le plus souvent la bénignité de la piqûre dispense de la plus grande partie de ces soins.

## De la Tarentule [1].

Cette araignée, de l'ordre des *arachnides*, tire son nom probablement de ce qu'on la trouve principalement dans les environs de Tarente (royaume de Naples). Sa piqûre, regardée jadis comme très dangereuse, a

(1) Poison septique des auteurs.

donné lieu à une foule de fables absurdes dont l'observation a fait justice. Cependant, d'après le témoignage d'anciens et illustres médecins, parmi lesquels nous citerons Baglivi, la piqûre de la tarentule produisait une espèce de délire accompagné d'envie violente de danser. Cet ensemble de phénomènes a été appelé *tarentisme*.

Aujourd'hui on est parfaitement revenu de toutes ces erreurs, et le *tarentisme* est regardé par tous les médecins comme une véritable jonglerie exploitée par des misérables, dans l'intention d'émouvoir en leur faveur la charité publique. Il ne résulte simplement de la piqûre de la tarentule qu'une douleur plus ou moins vive, selon l'irritabilité du sujet, accompagnée de démangeaison, de rougeur et de turgescence de la partie. Ces symptômes ne persistent que peu de temps, et se dissipent très bien par l'usage des applications émollientes, et même par l'eau simple. La saumure et le vinaigre sont aussi regardés dans cette circonstance comme pouvant être de quelque utilité.

La piqûre de tout autre espèce d'araignée

implique absolument les mêmes indications thérapeutiques.

## De l'Abeille et du Bourdon [1].

Ces insectes, de la famille des *mellifères*, sont trop connus pour en donner ici une description. Ils vivent habituellement par troupes, et se trouvent dans toutes les parties du monde à l'état de liberté; les premiers choisissent pour demeure le creux des vieux arbres; les seconds se cachent dans la terre, sous les pierres ou dans des trous de murs. L'abeille domestique habite une espèce de hutte en paille tressée, appelée ruche, et préparée par les gens de la campagne. L'un et l'autre de ces insectes portent à l'extrémité du tronc un aiguillon mobile et très aigu, offrant de chaque côté, et dans toute sa longueur, un grand nombre de petites pointes placées transversalement, ce qui lui donne assez bien la forme d'une scie à double tranchant. Cet aiguillon est l'arme offensive de ces insectes, et, lorsqu'ils en frappent,

(1) Poison septique des auteurs.

ils déposent dans la piqûre une liqueur irritante qui ne peut être considérée que comme un véritable venin. Cette piqûre, en général très douloureuse, l'est encore bien davantage lorsque l'aiguillon est resté dans la plaie, ce qui arrive toujours lorsque, par un mouvement involontaire, on arrache brusquement l'insecte au moment où il blesse.

La piqûre de l'abeille et du bourdon produit, comme je l'ai dit, instantanément une vive douleur accompagnée de pulsations d'un caractère particulier. Ces pulsations semblent avoir un écho près du cardia, et, comme on le dit vulgairement, portent au cœur et peuvent produire des défaillances et des vomissements. Cette particularité, que j'ai éprouvée moi-même, a lieu surtout lorsque l'aiguillon de l'insecte a atteint un filet nerveux. Ensuite on voit apparaître, à l'endroit de la piqûre, une tumeur au centre de laquelle se développe aussitôt une petite pustule.

La durée de ces accidents n'est pas le plus habituellement de longue durée ; cependant, lorsque l'aiguillon est resté dans les téguments, ils persistent jusqu'à sa sortie, et même peuvent encore continuer longtemps après.

Enfin, pour avoir une idée plus exacte de ces symptômes et de ces accidents, écoutons ce qu'en dit M. Orfila dans son *Traité des poisons* :

« Tout le monde connaît les dangers de la » piqûre de certaines abeilles. Voici quelques » faits qui peuvent servir à faire connaître » les symptômes auxquels elle donne lieu :

» 1° Un villageois d'environ trente ans est » piqué par une abeille au-dessus du sourcil ; » il tombe aussitôt par terre et meurt quelques » instants après. Sa face était enflammée, et » il eut après la mort une hémorrhagie fort » abondante par le nez ;

» 2° *Zacutus* a vu la piqûre d'une abeille » être suivie de la gangrène de la partie ;

» 3° *Amoureux* dit : Une piqûre d'abeille » n'est rien dans le fond ; mais si ces insectes » assaillissent en troupe un homme ou un » animal, ils peuvent le charger de plaies et » le faire périr, tant par la quantité du venin » qu'ils introduisent dans son corps, qu'en le » dilacérant ;

» 4° *Swammerdam* et *Ludowic* goûtèrent » un peu du liquide venimeux contenu dans » la vésicule de l'abeille, et ils éprouvèrent » sur la peau et sur la langue la même sen- » sation qu'avec l'eau forte (acide nitrique).

» En général, la piqûre de l'abeille est » suivie d'une vive douleur et d'une tumé- » faction érysipélateuse, fort dure dans son » milieu, qui blanchit et persiste autant que » l'aiguillon reste dans la plaie.

» *Amoureux* dit que la piqûre du bourdon » est quelquefois plus à craindre que celle de » l'abeille. En 1679, plusieurs individus » furent piqués en Pologne par de gros bour- » dons, et il se manifesta chez eux une tumeur » inflammatoire qui faisait des progrès ra- » pides, et qu'on ne pouvait arrêter qu'en » faisant des scarifications profondes. »

### *Traitement.*

Il est des plus simples et des plus faciles : chercher d'abord à arracher l'aiguillon; mais comme par sa conformation son extraction présente quelques difficultés, on ferait bien d'élargir légèrement la plaie avant de procéder à cette opération, ce qui la rendrait infiniment plus simple et plus prompte, et en agissant ainsi on ne risquerait pas de le voir se rompre par les tractions que l'on est obligé de faire pour en obtenir la sortie. On pourra laver ensuite la partie malade avec de l'eau froide, ou mieux encore de l'eau salée. Si la piqûre était très douloureuse, employer le laudanum en frictions, et la recouvrir après de cataplasmes émollients ou de fomentations de même nature.

### De la Guêpe et du Frélon [1].

Ces deux insectes, le premier de la famille des *diploptères*, et le second de celle des *mellifères*, sont, comme les précédents, armés à la partie postérieure du tronc d'un aiguillon mobile, aigu et canaliculé, communiquant à une petite vésicule intérieure où se trouve déposé leur venin. Ils vivent en troupes et habitent des espèces de souterrains qu'ils se creusent eux-mêmes; d'autres fois ils choisissent de préférence le creux des

(1) Poison septique des auteurs.

vieux arbres pour domicile. Leur piqûre offre les mêmes phénomènes morbides que celle de l'abeille et du bourdon, mais à un plus haut degré, et peut, dans certains cas, déterminer rapidement de très graves accidents : on a vu la mort même en être le résultat.

Le traitement de ces piqûres est absolument semblable à celui des deux insectes précédents, mais il doit être plus actif et continué plus longtemps, en raison de la plus grande intensité des symptômes ; seulement on ne peut trop recommander d'agir avec toute la prudence possible lorsqu'on procède à l'extraction de l'aiguillon, car l'expérience a démontré que sa rupture dans la plaie pouvait, tout en augmentant les accidents, les prolonger bien au delà de leur terme ordinaire.

Nous terminerons cet article en empruntant encore à M. Orfila les trois exemples suivants :

« 1° Un jardinier de Nancy ayant porté à » sa bouche une pomme dans laquelle une » guêpe était logée, il en fut piqué au palais,

» près du voile, ce qui lui causa une inflam-
» mation subite et un gonflement douloureux
» qui, ayant intercepté l'usage de la respi-
» ration, fit périr ce malheureux dans l'es-
» pace de quelques heures.

» 2° *Lanzonus* parle d'une femme qui fut
» piquée à la joue par une guêpe, et qui eut
» un ulcère pendant trois mois.

» 3° Un agronome anglais, dit *Chaumeton*,
» a eu la satisfaction de sauver la vie à un de
» ses amis piqué à l'œsophage par une guêpe
» qu'il n'avait pas vue dans un verre de bière.
» Il lui fit avaler à plusieurs reprises du sel
» commun dans le moins d'eau possible, de
» manière à former une espèce de bouillie :
» les symptômes alarmants qui s'étaient ma-
» nifestés à l'instant de la piqûre se calmèrent
» presque tout à coup, et cédèrent comme
» par enchantement. »

La piqûre des autres insectes, comme celle du taon, du cousin, etc., se traite par les moyens indiqués dans ces deux derniers articles ; c'est pourquoi j'ai jugé tout à fait inutile de leur consacrer à chacun un chapitre.

## Du Charbon [1].

Le charbon est une affection de nature gangréneuse, ayant toujours son siége à la peau, et se présentant sous forme d'une tumeur dure, dont le centre est formé par une escharre noire et circonscrite par une auréole rouge. Le charbon est contagieux : certaines contrées méridionales de la France ont le triste privilége de le voir sévir, plus souvent qu'ailleurs, sur leur population. Cette maladie est toujours grave et peut donner la mort.

### *Causes.*

Le charbon est transmissible à l'homme de plusieurs manières. Il peut se développer spontanément, ou être le résultat d'une véritable contagion. Parmi les causes déterminantes de cette maladie, celles, sans contredit, qui agissent le plus promptement et le plus directement sur nous, sont :

1° Le contact direct ou indirect d'un homme avec un animal atteint de cette maladie ;

(1) Poison septique des auteurs.

2° L'habitation dans un lieu où un ou plusieurs animaux affectés du charbon sont renfermés ;

3° L'alimentation au moyen de la chair de ces animaux.

Les autres causes signalées par les auteurs comme pouvant donner lieu à cette espèce de gangrène, ayant une influence plus douteuse sur notre économie, nous nous abstiendrons par conséquent de les rapporter.

Le charbon envahit toujours de préférence les parties où se trouve beaucoup de tissu cellulaire : ainsi, les joues, les paupières, les aisselles, etc., en sont le siége le plus habituel. Il se développe dans toutes les saisons. Tous les âges, tous les sexes, tous les tempéraments, sont également propres à le contracter ; certains individus cependant, parmi lesquels on distingue les vétérinaires, les bergers, les tanneurs, les bouchers, les cultivateurs, les mégissiers, y sont, par leur profession, beaucoup plus exposés que les autres classes de la société.

*Symptômes.*

Comme je l'ai déjà dit au commencement de

cet article, le charbon apparaît tout à coup sous la forme d'une tumeur, ayant à son centre une escharre noire, accompagnée de démangeaison insupportable, puis de chaleur vive, augmentant avec beaucoup de rapidité, et à laquelle succède, au bout de quelques heures, une douleur tellement violente, qu'à la fin elle compromettrait infailliblement la vie des malades, si des secours n'arrivaient promptement. A cette marche progressive du charbon se joint encore la dureté et la fréquence du pouls, la peau est chaude, une soif vive tourmente le malade, puis survient de la céphalalgie, qui peut, chez certaines personnes nerveuses, aller jusqu'au délire.

Cette série d'accidents, tout en paraissant la plus effrayante, est cependant la moins à craindre et en même temps la moins fréquente; le plus souvent le malade atteint du charbon, tout en éprouvant à un moindre degré les symptômes locaux que nous venons de décrire, tombe rapidement dans un état de prostration très grande; sa face est pâle, son pouls est petit et misérable; des sueurs froides accompagnées de vomissements et de faiblesse surviennent, et souvent on le voit succomber dans les vingt-quatre heures.

Cette maladie n'a pas toujours un caractère aussi pernicieux ni une marche aussi rapide ; un traitement bien dirigé en a presque constamment raison. On a vu ces accidents se calmer tout à coup et d'eux-mêmes, et le charbon se terminer par la chute spontanée de l'escharre. Il est vrai que ces cas sont rares, et comme il est impossible de les prévoir ni même de les soupçonner, on est dans la nécessité d'agir comme si le mal devait parcourir toutes ses périodes, et arriver à son point culminant d'intensité.

### *Traitement.*

Entraver la marche du mal en l'attaquant d'abord directement au moyen d'un bistouri. Inciser crucialement la tumeur dans toute sa profondeur et dans toute l'étendue de son diamètre, afin d'en éliminer les matières putrides dont on facilitera la sortie par de légères pressions répétées, puis, après avoir lavé la plaie, on aura recours à un fer chauffé à blanc pour cautériser la partie gangrenée.

Ce dernier moyen, un peu brutal il est vrai, mais d'une incontestable efficacité, ne peut être employé chez certains individus pusillanimes ou doués d'une sensibilité exagérée ; alors le cautère actuel sera remplacé par l'acide sulfurique *(huile de vitriol)*, dont on imbibera un tampon de charpie que l'on déposera sur la partie incisée. Cette cautérisation doit se renouveler jusqu'à l'entière destruction de la masse charbonneuse, que l'on recouvrira, une fois ces manœuvres terminées, de poudre de quinquina ou de charbon de bois, maintenue en place au moyen d'un plumasseau de charpie, d'une compresse et de quelques tours de bande.

Si le malade était en proie à une fièvre intense, on pourrait, indépendamment des incisions et selon la force de sa constitution, tout en le soumettant à une diète sévère et en lui prescrivant pour boisson l'eau vinaigrée ou la limonade, avoir recours à une saignée générale ou à des sangsues appliquées autour de la tumeur que l'on soumettrait après à l'usage des bains et des fomentations méollientes. Il va sans dire que ces derniers moyens n'excluent pas, lors même qu'on a cessé leur emploi, l'application des poudres antiseptiques, comme celles de quinquina ou de charbon; si au contraire le malade éprouve une grande faiblesse, accompagnée des accidents que nous àvons signalés dans la deuxième série des symptômes du charbon, l'usage des toniques est indiqué : alors c'est le cas de donner un peu de vin généreux, quelques cuillerées de consommé, et de temps en temps une légère infusion de café. Cette médication doit être continuée tout le temps que les forces du malade persisteront dans cet état de prostration.

Il est rare que le charbon pris à temps résiste à ce traitement; mais si, malgré ces soins, sa marche n'a pu être enrayée, il est indispensable d'avoir recours aux conseils d'un médecin.

Quand la maladie s'est terminée par la chute spontanée de la masse charbonneuse, la plaie qui en résulte doit être soumise à un traitement simple, qui consiste à la recouvrir matin et soir d'un plumasseau de charpie enduit de cérat, maintenu par un bandage ordinaire.

### De la Pustule maligne.

Cette affection est encore désignée sous les noms de *puce maligne, bouton malin.* Dans beaucoup de cas, elle ressemble tellement au charbon, que souvent elle a été prise pour lui. Cette erreur ne pouvait d'ailleurs entraîner aucune conséquence fâcheuse, puisque ces deux espèces de gangrène de la peau reconnaissent les mêmes causes, affectent à peu près les mêmes parties, ont de nombreux points de ressemblance dans leurs symptômes, et se traitent toutes deux par des moyens analogues.

La pustule maligne offre encore un nouveau point de ressemblance avec le charbon, c'est que, comme cette dernière maladie, il peut arriver de la voir se terminer par la chute spontanée de la partie frappée de gangrène, et ne laisser après elle qu'une plaie simple, dont la cicatrisation sera d'autant plus prompte que la perte de substance sera moins considérable. Elle surgit principalement au cou, aux bras, à la face et aux mains.

Sa durée moyenne est de quinze jours; cependant elle peut affecter une marche beaucoup plus rapide, et amener la mort dans les vingt-quatre ou quarante-huit premières heures de son invasion, comme aussi on l'a vue se prolonger bien au delà de ces deux termes; ainsi, rien n'est donc absolu ni positivement déterminé dans la marche de cette gangrène.

### *Symptômes.*

Ils se divisent en quatre périodes :

***Première période.*** Démangeaison et picotement, d'abord léger, puis acquérant en quelques heures beaucoup d'intensité; apparition d'une petite tâche rouge que l'on a comparée à la morsure d'une puce, et qui, par son développement, dégénère en une vésicule remplie de sérosité. Diminution et même disparition entière de ces premiers symptômes pendant une heure ou deux par l'écoulement du liquide, soit que la vésicule ait été ouverte accidentellement ou par le malade lui-même.

***Deuxième période.*** Réapparition du prurit

auquel succède assez promptement un sentiment de cuisson et de chaleur brûlante. Le fond de la vésicule offre alors une petite tumeur dure et aplatie, dont la peau s'engorge de plus en plus, devient luisante par l'effet de sa distension, et se trouve circonscrite dans un cercle bleuâtre qui se recouvre de phlyctènes remplies de sérosité. A cette époque, la petite tumeur, de livide qù'elle était au début, devient noire ou presque noire, et offre tous les caractères de la gangrène.

*Troisième période.* Ses symptômes ne sont que l'exagération de ceux de la seconde. Ainsi, on remarque une augmentation considérable du gonflement, accompagné de l'élargissement et de l'élévation du cercle bleuâtre au milieu duquel se trouvent les téguments affectés ; sentiment de stupeur et d'étranglement des parties malades, dont le centre offre à la vue l'escharre gangréneuse gagnant en largeur et en profondeur.

*Quatrième période.* Le mal arrivé à ce point est à son apogée de développement. Une odeur fétide et propre à la gangrène se fait sentir ; le pouls est petit, inégal et accéléré ; la langue est brune et aride ; la peau est sèche, et souvent, sans être à une température très élevée, le malade accuse une vive chaleur intérieure accompagnée de soif violente. Alors surviennent des sueurs, de la diarrhée, des hémorrhagies, puis des faiblesses répétées, et même du délire ; la respiration est de plus en plus courte, et le malade succombe dans un état gangréneux.

Il est cependant impossible d'établir en pratique une ligne de démarcation bien tranchée entre ces périodes, ni d'assigner exactement à chacune d'elles une durée déterminée. L'observateur le plus habile ne peut dire : *Ici finit la première période, et là commence la seconde.* Nous ne pouvons, en cette matière, que juger approximativement. La pustule maligne peut parcourir rapidement ses périodes, comme d'autres fois on les a vues traîner en longueur : cela tient probablement à ce que, dans cette affection comme dans toutes les autres, le tempérament, la constitution du sujet, et une foule d'autres circonstances imprévues, apportent de grandes modifications dont il faut nécessairement tenir compte si l'on veut établir convenablement son pronostic.

### *Traitement.*

Comme pour le charbon, le débridement est nécessaire, surtout lorsqu'il y a gonflement considérable de la partie malade. Cette opération dégorge les tissus et en prévient l'étranglement; ensuite on vient à la cautérisation, qui dans ce cas est encore indiquée au moyen du fer rouge ou de l'acide sulfurique. Le reste du traitement est absolument semblable à celui du charbon (*voir l'article précédent*).

## POISONS VÉGÉTAUX.

### Opium (1).

L'opium est le suc que l'on extrait d'une plante originaire d'Orient, appelée *pavot*

(1) Poison narcotique des auteurs. On désigne sous le nom de narcotiques les substances qui ont la propriété de produire un assoupissement profond.

*somnifère*, de la famille des *papavéracées*. Sa saveur est amère et nauséeuse, et sa couleur brunâtre. Il nous arrive par le commerce, toujours mélangé à d'autres substances, en masses circulaires, de 150 à 400 grammes. On compte trois espèces principales d'opium : 1° celui d'Égypte, 2° celui de Constantinople, 3° celui de Smyrne. Cette dernière espèce est la plus fréquemment employée, en raison de son plus grand état de pureté et de la plus grande quantité de morphine qu'elle contient (1).

L'opium est connu dès la plus haute antiquité, et c'est à tort que quelques auteurs en ont attribué la découverte à Paracelse, car il est évident qu'Hippocrate n'ignorait point son existence, puisque des médecins grecs ses contemporains, et peut-être lui-même aussi, en ont fait usage. Brut, ce suc ne s'emploie que fort rarement aujourd'hui, mais les différents sels que la chimie en extrait, et les préparations auxquelles on le soumet, sont fréquemment employés en médecine.

(1) La morphine est le principe actif de l'opium.

*Symptômes de l'empoisonnement par l'opium.*

L'opium agit sur le système nerveux et particulièrement sur le cerveau. A petite dose il produit un calme agréable et un sommeil paisible ; à dose plus élevée, d'abord une soif vive, puis une grande excitation et un sommeil agité ; mais lorsqu'il a été pris à dose toxique, cette excitation va jusqu'au délire : alors il survient des vomissements, et la déglutition ne se fait qu'avec une extrême difficulté ; le malade tombe dans un état d'assoupissement accompagné de soubresauts ; le coma survient, et il ne peut être tiré de cet état que momentanément et avec la plus grande peine, soit en lui imprimant de violentes secousses, soit en l'appelant fortement. L'œil est languissant et insensible à la lumière, la face est pâle, la bouche souvent tordue, le pouls irrégulier, la respiration de plus en plus difficile, et la mort ne tarde pas à venir avec tous les signes d'un véritable narcotisme apoplectique.

*Traitement.*

Au début, tous les efforts doivent tendre à

provoquer la régurgitation de la matière vénéneuse. A cet effet, le vomitif le plus sûr est l'émétique que l'on donnera à la dose de 5 à 20 centigrammes (1 à 4 grains), dans une petite quantité d'eau. Si une partie du poison était déjà dans les intestins, on faciliterait sa sortie par les purgatifs et les lavements de même nature. Il est assez rare, cependant, que l'on soit dans la nécessité de recourir à ces derniers moyens ; le plus souvent, l'émétique, tout en provoquant des vomissements, produit encore des selles nombreuses et abondantes. Il serait pernicieux de gorger d'eau le malade, car ce liquide aurait l'inconvénient de dissoudre le poison, et par là de faciliter son absorption.

Cette première indication une fois remplie, on fera boire abondamment au malade de l'eau vinaigrée, de la limonade, ou tout autre acide ; mais il est nécessaire de ne faire usage de ces boissons qu'autant que le poison aura été rejeté par les selles ou les vomissements ; l'expérience a démontré que l'emploi des acides avant l'élimination de l'agent délétère exaspérait les accidents au lieu de les calmer. L'état de somnolence de l'individu sera combattu par les stimulants : ainsi, de temps en temps, et tout en continuant l'usage des acides, on lui fera prendre une forte infusion de café (1) de 90 à 120 grammes (3 à 4 onces) ; on le forcera à marcher en le soutenant ; toute la surface de son corps sera soumise à de nombreuses frictions ; les lavements d'eau savonneuse ou fortement salée ne seront point négligés, et la moutarde aux extrémités inférieures peut, à juste titre, être considéré comme un adjuvant dont l'emploi rendra d'incontestables services. Si la congestion cérébrale se manifestait accompagnée de symptômes inquiétants, il serait urgent de pratiquer une saignée du bras, et même d'y revenir si les signes apoplectiques ne s'amendaient point après la première. Dirigé convenablement et avec persévérance, il est rare que ce traitement, pris à temps surtout, ne soit point couronné d'un plein succès.

(1) Le café peut être administré en lavement, et, d'après l'opinion de M. Devergie, ce mode d'administration est préférable au premier, en ce qu'il produit des résultats beaucoup plus prompts que lorsqu'il est déposé dans l'estomac.

Les principaux poisons opiacés sont : l'opium, son extrait aqueux, sa teinture, le laudanum et les différents sels de morphine. Tous ont une action analogue sur l'économie animale, et produisent des résultats absolument semblables. « Nous avons d'abord con- » staté, » disent MM. *Trousseau* et *Pidoux* (1), « qu'il n'y avait aucune différence d'action, en » tenant compte des doses proportionnelles, » entre l'opium, ses préparations diverses, et » les sels de morphine. » Aussi le traitement de l'empoisonnement par ces substances sera-t-il le même pour toutes en général, comme pour chacune d'elles en particulier.

## Belladone (2).

La belladone est une plante vivace (3) et indigène, de la *famille des solanées*, qui croît dans les ruines, le long des vieux

(1) *Traité de thérapeutique et de matière médicale*, article *Opium*.

(2) Poison narcotico-âcre des auteurs. Cette dénomination de narcotico-âcre indique que la substance rangée dans cette classe, tout en produisant le narcotisme, détermine encore à la gorge un sentiment d'âcreté, caractérisé par une espèce de resserrement de cette partie, accompagné de picotements désagréables.

(3) On désigne sous le nom de vivaces les plantes qui vivent plus de trois années.

murs, dans les lieux sombres et solitaires, et fleurit depuis le mois de juin jusqu'en août. Sa tige est herbacée, ses feuilles sont grandes et aiguës, et d'un vert foncé; elle porte une espèce de fruit, de saveur douceâtre, ressemblant assez bien à la cerise appelée *guigne.* Cette plante atteint habituellement la hauteur de 80 centimètres à 1 mètre. Elle doit ses propriétés vénéneuses à une substance blanche et brillante qu'elle contient, et appelée *atrophine.* En médecine on emploie toute la plante. Les empoisonnements par la belladone sont presque toujours produits par ses baies, qui cependant en sont les parties les moins actives. Ceci se comprend sans peine, car leur aspect trompe le voyageur fatigué qui croit y trouver un soulagement à sa soif; l'enfant, toujours friand et désireux des fruits, s'en empare avec des cris de joie et les mange avec avidité; alors, peu après, l'un et l'autre éprouvent les funestes effets de l'erreur qu'ils ont commise. Il est vrai que les empoisonnements par les baies de belladone sont rarement mortels, à moins d'en avoir mangé une grande quantité;

mais les autres parties de la plante produisent des accidents plus graves. Dans les deux cas, il est toujours prudent d'agir promptement et jusqu'à l'entière disparition des symptômes morbides, car il serait de la plus grande imprudence de laisser à la nature le soin de se débarrasser elle-même de la substance vénéneuse.

### *Symptômes.*

Vertiges accompagnés de nausées et de vomissements, dilatation des pupilles, souvent cécité ; faiblesse, hébétude ou délire gai ressemblant à l'ivresse ; soif vive, constriction de la gorge, trismus, bouche et langue sèches, parole embarrassée ; pouls petit et irrégulier, diminution de la sensibilité, syncopes, et mort si les symptômes s'aggravent et continuent.

### *Traitement.*

Provoquer la sortie du poison par les vomissements au moyen de l'émétique, par le chatouillement de la luette, ou en plongeant profondément l'index dans la gorge ; avoir recours, comme dans l'empoisonnement par l'opium, aux purgations, aux dérivatifs aux jambes, et aux boissons acides et stimulantes, à l'exercice, à la saignée générale, etc. Les accidents inflammatoires qui suivent la disparition des symptômes toxiques, seront combattus par des sangsues à l'estomac, des cataplasmes émollients, des boissons mucilagineuses et une diète sévère. Dans la crainte de ramener une recrudescence inflammatoire de la muqueuse gastrique, le malade ne sera remis à l'usage des aliments que peu à peu, en ayant soin de ne faire choix que de ceux dont la digestion paraîtra le plus facile.

### Jusquiame [1].

Plante indigène, bisannuelle [2], de la *famille des solanées*, croissant dans les lieux incultes. Ses parties usitées en médecine sont la plante et les semences. Parmi ses caractères botaniques, on distingue plus particulièrement sa tige, d'un vert terne, rameuse

(1) Poison narcotique des auteurs.

(2) Une plante est dite bisannuelle lorsqu'elle vit deux années.

et velue, s'élevant de 40 à 80 centimètres, ses fleurs jaunes, parsemées de stries d'un rouge vineux, et ses feuilles visqueuses, couvertes de poils et sinuées sur les bords. Ses fruits sont capsulaires et allongés, s'ouvrant au sommet, et contenant des graines tuberculeuses dans lesquelles M. Brande a découvert, par l'analyse chimique, une substance à laquelle il a donné le nom d'*hyosciamine*, et qu'il considère comme étant le principe actif de cette plante. La jusquiame a une odeur fétide et nauséabonde; sa saveur, d'abord douceâtre, est suivie d'un sentiment d'âcreté désagréable. On en distingue de trois espèces: 1° la jaune, 2° la noire, 3° la blanche. L'une et l'autre ont une même action sur l'économie animale, en tout semblable à celle de la belladone, quoique à un moindre degré.

*Symptômes et traitement.*

(Voir l'article précédent.)

### Datura stramonium [1].

Cette plante, de la *famille des solanées*, connue sous les noms de *stramoine*, *pomme épineuse*, est annuelle (2), indigène, croissant dans les lieux incultes, et fleurissant en juin. Son odeur est vireuse et nauséabonde, sa saveur âcre et amère. En médecine, on emploie habituellement toute la plante. La semence, suivant l'analyse chimique de M. Brande, contient une substance blanche qu'il regarde comme le principe actif du datura, et qu'il a nommée *daturine*.

Le stramoine s'élève de 60 à 120 centimètres; sa tige est herbacée, rameuse et cylindrique; ses fleurs sont blanches, grandes et isolées; ses feuilles sont ovales et sinuées; ses fruits sont hérissés de pointes aiguës et nombreuses, et renferment des graines brunâtres. Son action sur l'homme étant semblable à celle de la belladone et de la jusquiame, il est évident que les empoison-

(1) Poison narcotico-âcre des auteurs.

(2) Une plante est dite annuelle lorsqu'elle ne vit qu'une année.

nements qui résultent de son usage accidentel ou volontaire doivent être combattus par les moyens indiqués au traitement des deux articles précédents.

## Ciguë (1).

La ciguë est une plante indigène et bisannuelle, de la *famille des ombellifères*. Elle croît dans les terrains humides, et fleurit en juin et juillet. Ses feuilles sont seules employées en médecine. On en distingue de quatre espèces : 1° *la ciguë maculée*, ou grande ciguë, 2° *la ciguë vireuse*, 3° *la ciguë aquatique*, 4° *la petite ciguë*.

La tige de cette plante est herbacée. Sa hauteur, dans les quatre espèces, peut atteindre de 30 centimètres à 2 mètres. Ses feuilles sont alternes, grandes et dentelées ; ses fleurs sont blanches et petites, et son odeur, lorsqu'on la broie entre les doigts, a de l'analogie avec celle de l'urine de chat. Sa saveur est âcre et nauséeuse. La petite ciguë, qui croît dans les jardins, donne souvent lieu

(1) Poison narcotico-âcre des auteurs.

à de funestes méprises, en raison de sa ressemblance avec le cerfeuil; mais pour peu qu'on y fasse attention, l'odeur qui lui est propre a bientôt averti celui qui la cueille du danger dont il est menacé.

La ciguë est connue de temps immémorial: Hippocrate lui-même en parle et l'a employée. En Grèce, les condamnations à mort s'exécutaient souvent par la ciguë : un des plus grands et des plus sages philosophes de l'antiquité, Socrate, condamné à mourir, subit sa peine en buvant une coupe pleine du suc de cette plante.

Les quatre espèces de ciguë jouissent également des mêmes propriétés vénéneuses; et, comme tous les narcotiques dont nous avons parlé, ces plantes jettent tout le système nerveux dans un véritable état de perturbation.

Pour les symptômes et le traitement de cet empoisonnement, nous renvoyons le lecteur à l'article *Belladone*.

## Tabac [1].

Plante de la *famille des solanées*, cultivée en France, mais originaire d'Amérique. Ses feuilles sont les seules parties usitées.

Le tabac est trop connu pour en donner une description, et son emploi est rarement suivi d'empoisonnement, quoiqu'il puisse donner lieu à des accidents réellement graves, et assez inquiétants pour nécessiter de prompts secours. Les personnes qui fument pour la première fois peuvent se faire une idée assez exacte, par les vertiges, le malaise et les vomissements qu'elles éprouvent, et qui sont les premiers symptômes de l'empoisonnement par les narcotiques, de ce que doivent ressentir les individus soumis à l'influence d'une forte dose de feuilles de tabac. Cette plante est rarement employée en médecine ; cependant quelquefois sa décoction est administrée en lavements, en lotions ou en fomentations ; il entre aussi dans la composition de

(1) Poison narcotico-âcre des auteurs.

certaines pommades contre la teigne. Sous toutes ces formes il peut, surtout chez les enfants et les personnes débiles, et lorsqu'il a été employé à haute dose, provoquer des accidents mortels. On ne peut donc trop recommander la prudence dans l'emploi de cette substance.

Le traitement est en tout semblable à celui des empoisonnements par les narcotiques.

### Acide cyanhydrique [1].

(Acide hydrocyanique, acide prussique.)

Cet acide est toujours le produit de l'art. M. Gay-Lussac est le premier qui l'ait obtenu à l'état de pureté ; aussi le nomme-t-on, pour cette raison, acide prussique de Gay-Lussac. Il est incolore et transparent, et la lumière l'altère promptement. Il résulte de cette altération que sa transparence disparaît pour faire place à une couleur brune foncée qui peut même aller jusqu'au noir. Pour éviter cet inconvénient, on le renferme dans des

(1) Poison narcotique des auteurs.

flacons de verre bleu, que l'on place dans des endroits obscurs.

Combiné à d'autres substances, l'acide prussique est très répandu dans la nature; parmi les végétaux, beaucoup d'entre eux en contiennent une grande quantité : l'amande amère, les noyaux de cerises que l'on emploie pour la fabrication de cette liqueur appelée *kirschenwaser*, ceux de pêches, de prunes, etc., sont de ce nombre; d'ailleurs, en les mangeant, leur saveur, qui d'abord est fraîche, se trouve bientôt remplacée par un sentiment d'amertume particulière que l'on éprouve dans l'arrière-gorge, et qui décèle la présence de l'acide prussique.

Ce liquide, étendu d'une grande quantité d'eau, à dose fractionnée, est un puissant calmant employé chaque jour par les médecins; mais à l'état de pureté, c'est le poison le plus prompt et le plus violent que l'on connaisse; ses effets ont été comparés à ceux de la foudre : une seule goutte placée sur l'œil ou la langue d'un chien robuste, le tue instantanément; le cheval le plus vigoureux ne pourrait résister à dix gouttes. On comprend qu'avec une pareille rapidité d'action, qui ne peut s'expliquer que par un brusque arrêt de l'innervation, il est presque impossible d'arriver à temps pour arrêter un empoisonnement par cette substance; cependant on a constaté que si la mort n'arrivait pas dans la première heure de l'intoxication, les accidents diminuaient graduellement, et ne tardaient pas à disparaître entièrement.

### *Symptômes.*

Perte rapide de la connaissance et du sentiment, haleine fortement imprégnée d'odeur d'amandes amères, difficulté de respirer, accélération et petitesse du pouls, froid des extrémités, face rouge et turgescente comme dans l'apoplexie, resserrement des mâchoires, constriction de la gorge au point d'empêcher le passage des boissons, œil fixe et immobile, pupilles fortement dilatées, vomissements, convulsions, distorsion de la bouche, et renversement du corps en arrière suivi de mort.

### *Traitement.*

Parmi les nombreux médicaments réputés

jusqu'à ce jour contre-poisons de l'acide prussique, aucun d'eux ne peut être mis en parallèle avec le chlore liquide. Cet agent, étendu de trois ou quatre fois son volume d'eau, ne tarde pas, lorsqu'on l'a promené à plusieurs reprises sous les narines du malade, et qu'on lui en a lavé les lèvres, les joues et le front, à dissiper les symptômes de l'empoisonnement. En seconde ligne on place l'alcali volatil affaibli par l'eau, mais il est loin de pouvoir être comparé au chlore; on n'en fait usage que lorsqu'on manque de cette dernière substance. L'eau froide, et même la glace appliquée sur la tête et le long de la colonne vertébrale, ont été utiles dans plusieurs circonstances. Lorsque le sujet est d'une forte constitution, et que les signes de l'apoplexie sont évidents, une saignée du bras peut être pratiquée et même être suivie d'une application de sangsues derrière les oreilles. A tous ces moyens, on ne négligera point d'adjoindre les dérivatifs sur le tube intestinal et aux extrémités inférieures. Si le malade, après la disparition des principaux accidents, conservait encore une grande faiblesse, on pourrait lui faire prendre de temps en temps une légère infusion de thé ou de café.

### Amandes amères (1).

« Les amandes amères sont le fruit de l'*amygdalus communis* (L.), variété *amara*, famille naturelle des *rosacées*, section des *amygdalées* (2). »

L'amande amère doit ses propriétés vénéneuses à l'acide prussique qu'elle contient en grande quantité. On a remarqué que la puissance délétère de ce fruit est beaucoup plus grande lorsque l'espèce d'écorce qui le recouvre n'est point enlevée. On est dans l'habitude de le mettre dans les dragées et la pâtisserie, de le donner aux enfants pour détruire les vers intestinaux, et de cette façon il peut en résulter des empoisonnements mortels, non-seulement chez ces derniers, mais encore chez l'homme. M. Orfila rap-

(1) Poison narcotique des auteurs.

(2) Définition de MM. Trousseau et Pidoux, *Traité de thérapeutique et de matière médicale*, t. II, art. *Amandes amères*.

porte qu'un chien robuste périt six heures après avoir mangé vingt amandes amères ; un homme de 48 ans, dit le même auteur, mourut trente minutes après avoir pris deux drachmes d'huile éthérée d'amandes amères. L'eau distillée de ce fruit jouit aussi de propriétés vénéneuses bien prononcées ; mais son huile essentielle a une action délétère infiniment supérieure à cette première préparation.

Les noyaux de cerise, de pêche, de prune, etc., contiennent aussi une certaine quantité d'acide prussique, et lorsqu'il arrive d'en manger un nombre suffisant, ils produisent des effets semblables à ceux de l'amande amère.

Les symptômes de cet empoisonnement sont le diminutif de ceux produits par l'acide prussique.

*Traitement.*

(Voir l'article qui précède.)

### Laurier-cerise [1].

Arbrisseau de la *famille des rosacées*, originaire des bords de la Mer Noire, naturalisé dans notre pays et cultivé dans les jardins. On ne fait usage que de ses feuilles en médecine.

Le laurier-cerise s'élève de 5 à 8 mètres. Il a le tronc lisse et noirâtre, ses feuilles sont toujours vertes, persistantes et allongées ; ses fleurs sont blanches, en épis, et répandent une forte odeur d'amandes amères ; ses fruits sont noirâtres et ressemblent aux cerises appelées *guignes*.

« Il n'est pas rare, » disent MM. Trousseau et Pidoux, « de voir des nourrices impru-
» dentes aromatiser le lait des enfants avec les
» feuilles du laurier-cerise, et produire ainsi
» des empoisonnements. Ingenhousz a vu la
» décoction de deux feuilles de laurier-cerise
» dans du lait causer de graves accidents. »

L'action vénéneuse de cette plante est évi-

(1) Poison narcotique des auteurs.

demment due à la grande quantité d'acide prussique qu'elle renferme. Son eau distillée est un des poisons les plus subtils, et cependant, sous ce rapport, elle ne peut être comparée à son huile essentielle, qui tue presque aussi promptement que l'acide prussique.

Les symptômes et le traitement de l'empoisonnement par le laurier-cerise sont ceux de tous les narcotiques en général, mais principalement ceux de l'acide cyanhydrique.

### Laurier-rose (1).

Cet arbrisseau, de la *famille des apocynées*, est tellement connu de tout le monde, qu'ici sa description deviendrait évidemment oiseuse. Aujourd'hui, c'est un des principaux et des plus beaux ornements de nos serres et de nos parterres; à chaque pas l'œil vient se reposer avec plaisir sur ses élégantes feuilles vertes et ses fleurs délicieusement nuancées de rose. Cependant ces séduisantes apparences

(1) Poison narcotico-âcre des auteurs.

cachent traîtreusement un principe vénéneux contre lequel il est nécessaire de se prémunir.

A l'instar des poisons narcotico-âcres, qui laissent à la gorge un sentiment particulier de picotement et de cuisson, son action sur nous, sauf la violence, est à peu près semblable à celle du laurier-cerise. Il est inutile de dire que le traitement de l'empoisonnement par cette plante est en tout point le même que celui qui résulte de l'usage de l'arbrisseau précédent.

## Champignons vénéneux [1].

« On peut rapporter, » dit M. Orfila dans son *Traité des poisons*, « les principales » espèces de champignons vénéneux aux » genres *amanita* et *agaricus*. »

D'après cet auteur, le premier de ces genres se compose de dix espèces de champignons, et le second de sept seulement. En prenant pour guide cette méthode, nous allons signaler simplement chacune de ces es-

(1) Poison narcotico-âcre des auteurs.

pèces, sans en donner de description particulière. Ce qui nous engage à agir ainsi, c'est que, tout en réfléchissant qu'au premier coup d'œil on peut facilement reconnaître ces sortes de plantes, un pareil travail nous conduirait beaucoup trop loin et n'inspirerait aux lecteurs qu'un bien médiocre intérêt, pour ne pas dire de l'ennui (1).

### Genre amanita.

1re ESPÈCE. Fausse oronge.

2e. Amanite vénéneuse, contient trois variétés.
- 1re. Oronge-ciguë blanche de Paulet.
- 2e. Oronge-ciguë jaunâtre id.
- 3e. Oronge-ciguë verte id.

3e. Oronge visqueuse dartreuse.
4e. Oronge blanche ou jaune.
5e. Oronge à pointes de trois quarts.
6e. Oronge à pointes de râpe.
7e. Oronge souris, ou oronge-serpent.
8e. Oronge croix de Malte.
9e. Laiteux pointu rougissant, ou laiteux rougissant.
10e. Oronge peaussière de Picardie.

(1) La famille des *cryptogames*, à laquelle appartiennent les champignons, compte 54 genres de ces sortes de plantes, et ces genres eux-mêmes en contiennent plus de 1,800 espèces.

Genre agaricus.

1re ESPÈCE. Agaric meurtrier.
2e. Agaricus acris, aussi connu vulgairement sous le nom de roussette.
3e. Agaric laiteux âcre.
4e. Agaricus pyrogalus.
5e. Agaric styptique.
6e. Agaric brûlant.
7e. Agaric annulaire, ou tête de Méduse.

L'action vénéneuse de chacune de ces espèces de champignons est, à peu de chose près, la même dans tous les cas. Bien que les résultats de leur ingestion dans l'estomac de l'homme puissent varier dans quelques circonstances, il est cependant à présumer que cette différence d'action est produite, moins par la nature de la plante elle-même, que par la manière d'être de l'individu au moment de l'intoxication. Il est incontestable que l'âge, le tempérament, la constitution, l'état de santé ou de maladie, la quantité du poison consommé, la nature et la somme des boissons ou des aliments pris avant, pendant ou après l'empoisonnement, tout cela, dis-je, doit apporter de nombreuses modifications dans les effets de ce poison. Loin de moi de nier que telle ou telle espèce de champignons, à dose égale, produira des résultats plus ou moins pernicieux que telle ou telle autre espèce ; ceci est un fait admis, que l'expérience a surabondamment démontré, et qui n'est, à tout bien considérer, qu'une simple question d'*intensité* ; mais le cachet propre aux empoisonnements par les narcotico-âcres en général, et par les champignons en particulier, persistera quels que soient la marche et le caractère de ces empoisonnements.

Une chose qu'il est essentiel de noter, c'est qu'il paraît que tous les champignons vénéneux perdent leur faculté de nuire lorsqu'on les a fait bouillir ou seulement tremper une demi-heure ou une heure dans du vinaigre. Préparés comme aliments, ils n'ont également sur nous aucune influence mauvaise, si l'on a eu soin d'ajouter du jus de citron à leur assaisonnement.

« Il n'existe pas, » dit Nysten (1), « de ca-» ractères auxquels on puisse infailliblement

(1) *Dictionnaire de médecine*, article *Champignons*.

» reconnaître les champignons comestibles.
» Il faut rejeter tous ceux qui ont une odeur
» fétide, une saveur âcre, amère ou acide;
» ceux dont la chair est coriace et subéreuse;
» ceux dont la chair, molle, aqueuse, change
» de couleur quand on les casse; ceux qui
» croissent dans les lieux souterrains ou hu-
» mides, sur les débris de substances ani-
» males ou végétales en putréfaction. Le plus
» sage serait sans doute de s'en abstenir com-
» plétement, puisque des espèces mêmes re-
» connues alimentaires peuvent acquérir,
» dans certaines circonstances, des qualités
» malfaisantes, ou du moins devrait-on ne
» faire usage que du champignon de couche,
» communément désigné sous le nom géné-
» rique de *champignon,* et le seul qu'il soit
» permis de débiter à Paris. »

### *Symptômes.*

Six ou huit heures après l'ingestion des champignons, et quelquefois plus tard, il survient des nausées et des vomissements accompagnés de sueurs froides, de coliques violentes, de météorisme du ventre, et d'une diarrhée abondante et extrêmement fétide. Alors le malade est pris d'un soif vive ; son pouls devient petit et irrégulier, les traits de sa face se décomposent rapidement et expriment au plus haut point l'anxiété et l'abattement, puis il ne tarde pas à tomber dans un état de stupeur semblable à l'apoplexie.

Ces derniers symptômes, cependant, peuvent être précédés par un délire gai qui ressemble beaucoup à la folie. Je me rappelle avoir vu, étant enfant, deux femmes, la mère et la fille, empoisonnées par des champignons, se livrer, pendant la première heure de l'empoisonnement, à une espèce de danse désordonnée, accompagnée de cris et de chants bizarres et inintelligibles. 'Cette excitation fut suivie d'une entière prostration des forces physiques, et d'un état d'hébétude et de mutisme dont elles ne furent tirées que très difficilement et à force de soins. Il est probable que cet empoisonnement abandonné à lui-même aurait été infailliblement mortel.

### *Traitement.*

Provoquer promptement l'évacuation du

poison par l'émétique donné à la dose de 5, 10, 15, 20 centigrammes et même plus (1, 2, 3, 4 grains), dans quelques onces d'eau, que l'on administrera par cuillerées jusqu'à effet vomitif. Chercher à déterminer la contraction de l'estomac en chatouillant la luette avec des barbes de plume ou en plongeant profondément les doigts dans la gorge, et en faisant boire de temps en temps au malade un verre d'eau tiède. Cet organe une fois débarrassé de la présence des champignons, si l'émétique n'a point provoqué d'évacuations alvines, et que l'on soupçonne qu'une partie du poison ait pénétré dans les intestins, on en obtiendra la sortie par la prescription d'un purgatif (1), dont on facilitera l'action par des lavements de même nature.

Il peut se faire que l'on ne soit appelé que longtemps après l'accident, et que la personne empoisonnée se trouve dans un coma profond, alors la première indication à rem-

(1) On prescrira comme purgatif le sulfate de soude (sel de Glauber), le sulfate de magnésie (sel d'Epsom), ou le phosphate de soude (sel admirable perlé), à la dose de 30 à 60 grammes (1 à 2 onces), dans un verre d'eau ou une tasse de bouillon d'herbes.

plir est de lui faire avaler promptement de l'eau vinaigrée, du jus de citron, ou mieux encore de l'eau fortement éthérée. Ces boissons doivent être prises en abondance et jusqu'à la disparition des symptômes comateux. Si les mâchoires étaient fortement serrées, il ne faudrait pas hésiter un seul instant à briser quelques dents pour faciliter l'introduction de ces liquides, dont l'action parait frapper d'innocuité le principe actif des différentes espèces de champignons vénéneux.

Cette première partie du traitement terminée, on aura recours, comme il a été dit, aux vomitifs et aux purgatifs. Bien entendu qu'indépendamment de ces derniers moyens, et quels que soient les résultats qu'on en aura obtenus, on n'en devra pas moins insister sur l'emploi des acides ou de l'éther. Pour mon compte, si j'étais appelée à donner des soins à une personne empoisonnée par les champignons, je débuterais par l'eau vinaigrée ou éthérée, afin de neutraliser d'abord le principe vénéneux ; ensuite, au moyen de vomitifs et de purgatifs, je provoquerais la sortie des matières toxiques, frappées d'impuissance par cette première partie de mon traitement, qu'il serait nécessaire de reprendre après les vomissements pour être continuée encore quelque temps.

Les accidents inflammatoires qui se manifesteront après cet empoisonnement seront combattus par les sangsues à l'estomac, les cataplasmes émollients, les saignées générales s'il y a lieu, la diète la plus sévère, les boissons mucilagineuses et les bains généraux.

### Noix vomique (1).

La noix vomique est une graine fournie par un arbre de la *famille dés apocynées*, croissant à l'île de Ceylan et au Malabar. Elle est ronde, aplatie, blanche, demi-transparente et de nature cornée. Sa saveur est très amère, et son action vénéneuse puissante et prompte. *La strichnine* (2), qu'elle contient en assez grande quantité, et dont les effets délétères sont aussi rapides qu'effrayants,

(1) Poison narcotico-âcre des auteurs.

(2) La strichnine est une poudre blanche composée de cristaux infiniment petits et presque microscopiques. Elle est le principe vénéneux des bols avec lesquels on empoisonne les chiens errants.

est regardée comme son principe actif. Les médecins emploient cette dernière substance de préférence à la noix vomique elle-même, en raison de sa plus grande énergie (1).

*La fève de saint Ignace*, fruit d'un arbrisseau de la même famille qui croît aux îles Philippines ;

*La fausse angusture*, qui n'est que l'écorce d'un arbre toujours de la famille des apocynées, et qui nous arrive de l'Amérique du Sud ;

*La bruccine* (2), principe actif de la fausse angusture, jouit ainsi que les substances précédentes d'une très grande amertume et de propriétés vénéneuses semblables à celles de la noix vomique et de la strichnine.

Cette similitude d'action, tout en impliquant une médication analogue, offre encore pour chacun de ces empoisonnements une très grande ressemblance dans leurs

(1) Chacun sait que pendant la saison des neiges les chasseurs se servent de la poudre de noix vomique, dont ils recouvrent des morceaux de viande putréfiée, pour attirer les corbeaux affamés, qui viennent s'en repaître et mourir quelques instants après.

(2) La bruccine se présente aussi sous forme de poudre blanche, mais les cristaux dont elle est composée sont beaucoup plus considérables que ceux de la strichnine.

symptômes respectifs, dont l'intensité est toujours en rapport direct avec la puissance délétère de la substance dont ils décèlent la présence dans l'économie. Ainsi la féve de saint Ignace, à dose égale, provoque des phénomènes morbides plus prompts et plus violents que la noix vomique, et celle-ci que la fausse angusture. La bruccine, supérieure en action aux trois dernières substances, est cependant bien loin d'égaler la puissance vénéneuse de la strichnine : l'expérience a démontré que cinq centigrammes (1 grain) de ce dernier poison, équivaut à 60 centigrammes (12 grains) de bruccine.

Les effets toxiques de tous ces agents se manifestent particulièrement sur la moëlle épinière.

### *Symptômes.*

Tous les individus soumis à l'influence des *strichnos* (1), de leurs principes actifs ou de leurs composés, éprouvent, quelques instants

(1) *Strichnos*, genre de plantes de la *famille des apocynées*, à laquelle appartiennent la noix vomique, la féve de saint Ignace, la fausse angusture, etc.

après l'ingestion de l'un de ces poisons, une espèce de perturbation de tout le système musculaire. D'abord il survient de l'indécision dans la marche, des vertiges, des nausées et même des vomissements; une raideur légère des muscles postérieurs du cou se déclare, accompagnée de resserrement des mâchoires et de difficulté de respirer.

Ces symptômes, qui peuvent être considérés comme étant le premier degré de l'empoisonnement par les strichnos, sont immédiatement suivis de petites secousses semblables à celles que produit l'étincelle électrique. Ces secousses deviennent peu à peu douloureuses, augmentent de fréquence, de force et de durée, et finissent par dégénérer en de véritables convulsions, reparaissant à la plus légère sensation que le malade éprouve. Alors la raideur des muscles devient générale; la tête et le tronc sont fortement portés en arrière; le cœur affecte des mouvements désordonnés; les muscles inspirateurs et expirateurs, participant à cette contraction convulsive, ne fonctionnent qu'imparfaitement et par saccades; la face est profondément altérée ; le pouls diminue progressivement, et le malade tombe dans un état de stupeur et d'insensibilité bientôt suivi de mort.

Il est certain que les symptômes de ces empoisonnements sont, dans quelques cas, beaucoup plus nombreux et plus variés ; mais en les examinant avec beaucoup d'attention, il est facile de s'assurer qu'alors ils ne sont que l'exagération de ceux qui viennent d'être décrits, et que s'ils éprouvent quelque transformation, elle n'est jamais assez grande pour faire méconnaître leur origine. Ainsi cette description, toute succincte qu'elle est, suffit, aidée ou non de renseignements préalables, pour poser son diagnostic, ou tout au moins pour faire soupçonner la nature de l'empoisonnement.

*Traitement.*

Si le poison a été déposé dans l'estomac ou les intestins, provoquer sa sortie par les vomitifs et les purgations (1) ; mais si son absorption s'est faite par la surface d'une plaie,

(1) Voir l'article précédent pour l'emploi de ces moyens.

placer une ligature au-dessus de cette lésion de continuité, pour empêcher l'absorption des parties du poison qui n'auraient point encore pénétré dans les gros vaisseaux, la scarifier même pour plus de sûreté, afin d'obtenir le rejet du corps délétère par l'écoulement du sang, que l'on rendra plus abondant par l'application d'une ventouse. A ces moyens, on adjoindra l'usage des boissons acides (eau vinaigrée, jus de citron).

Le tannin paraît être un des meilleurs contre-poisons des strichnos, et malgré son excessive astringence, il ne faut pas hésiter un seul instant à le donner à haute dose (1) dans un cas d'empoisonnement par ces substances. Cependant il peut se faire que dans la localité où l'accident arrive on ne puisse se procurer ce médicament, alors l'écorce de chêne, qui contient elle-même beaucoup de tannin, sera donnée en infusion, et peut, jusqu'à un certain point, remplacer ce contre-poison.

(1) 50, 60, 80 centigrammes et même un gramme (10, 12, 16 et 20 grains) administrés dans de l'eau, et y revenir plusieurs fois, jusqu'à la disparition ou tout au moins la diminution des symptômes.

A l'article des symptômes, nous avons parlé de la contracture des muscles qui servent à la respiration, contracture qui amènerait infailliblement la mort par l'obstacle qu'elle apporte aux fonctions respiratoires, si ces fonctions n'étaient entretenues artificiellement, en insufflant de l'air dans les poumons jusqu'à la disparition des spasmes musculaires.

Cette opération, qui est la partie essentielle du traitement, présente non-seulement des difficultés, mais encore du danger dans le placement de l'appareil, appelé *tube laryngier de Chaussier*. Elle n'est guère praticable que pour un médecin, surtout habile ; aussi, ne fais-je que la signaler, tout en conseillant de la remplacer par un mode d'insufflation moins exact, à la vérité, mais aussi moins dangereux et plus facile d'exécution. Ce procédé consiste simplement à introduire le tube d'un soufflet dans une narine et fermer celle du côté opposé, puis d'insuffler par petites saccades, en ayant soin d'imiter autant que possible les mouvements respiratoires.

## Coque du Levant [1].

La coque du Levant est un fruit globuleux, brun et ridé, de la grosseur d'une petite cerise, provenant d'un arbrisseau sarmenteux et grimpant de la *famille des ménispermes*, qui croît dans les sables et les endroits déserts de plusieurs contrées des Indes-Orientales. Ses propriétés vénéneuses sont dues à une substance particulière appelée *picrotoxine*. Ce fruit n'est point employé en médecine, et les pêcheurs seulement, après l'avoir mis en poudre, l'associent à une espèce de pâte dont ils font de petites boulettes avec lesquelles ils enivrent et même empoisonnent les poissons lorsque la dose du poison est un peu forte. C'est une chose vraiment curieuse de voir ces animaux sous l'influence de cette substance : ils décrivent des cercles rapides et nombreux, font des espèces de bonds convulsifs, s'élancent comme un trait, s'arrêtent tout à coup, puis reprennent leur course et

(1) Poison narcotico-âcre des auteurs.

viennent se livrer ou mourir sur le bord de l'eau.

Les poissons pris de cette manière peuvent être mangés sans crainte et sans danger s'ils ont été vidés promptement ; mais les animaux domestiques, et surtout les chats, naturellement très friands du poisson, périssent promptement lorsque cette espèce de curée n'a point été soustraite à leur voracité.

On n'a pas, du moins à ma connaissance, observé d'empoisonnements sur l'homme par la coque du Levant ; il est probable que dans ce cas les symptômes seraient semblables à ceux qui se manifestent chez les animaux sur lesquels l'action de ce fruit a été expérimentée.

### *Traitement.*

Le traitement de l'empoisonnement par la coque du Levant est celui de tous les strichnos en général, avec lesquels ce fruit a, du reste, une très grande similitude d'action.

## Plantes odorantes [1].

Chacun sait que l'odeur des plantes renfermées dans un appartement où l'air n'est point renouvelé, peut déterminer chez beaucoup d'individus, non-seulement une céphalalgie plus ou moins violente, accompagnée d'accidents dont la gravité est toujours proportionnée à l'idiosyncrasie du sujet, mais encore la mort dans certains cas.

Il est vrai que quelques personnes peuvent impunément habiter un appartement garni de fleurs, mais ceci ne prouve rien, et la même imprudence commise par d'autres peut avoir les plus funestes conséquences. Les femmes nerveuses et irritables ne doivent jamais négliger d'éloigner pour la nuit, de leur chambre à coucher, les plantes odorantes qui auraient pu s'y trouver pendant la journée, et surtout de renouveler l'air avant de se mettre au lit, car elles, plus que tout autres, pourraient chèrement payer cette négligence ou cet oubli.

(1) Poison narcotico-âcre des auteurs.

Il est évident que l'arôme propre à ces sortes de plantes n'est que la volatilisation d'un principe particulier, d'une espèce d'huile essentielle ; cet arôme, bien que charmant l'odorat pour quelques instants, n'en finit pas moins par produire chez ces sortes de sujets soumis à son influence, un malaise augmentant progressivement, et pouvant même, comme je viens de le dire, produire la mort par une véritable asphyxie.

S'il est difficile d'expliquer d'une manière satisfaisante ces résultats éminemment toxiques, quelle raison donnerons-nous donc à certains phénomènes des plus bizarres et des plus extraordinaires, qui surgissent tout à coup sur quelques individus à la simple odeur ou au seul aspect d'une fleur, tandis que les autres plantes n'ont aucune espèce d'influence sur eux?...... Ainsi, la mère de Louis XIII, Marie de Médicis, passionnée pour les fleurs en général, s'évanouissait à la seule vue d'une rose, même en peinture ; cette fleur inspirait la même antipathie au cardinal Henri de Cardonne ; à l'aspect d'une pomme, le roi de Pologne Ladislas fuyait en tremblant ;

Scaliger ne pouvait supporter la vue du cresson, sans être saisi sur-le-champ d'une grande frayeur et d'un tremblement général. Ces faits, que j'ai rapportés simplement parce qu'ils sont curieux, ne peuvent raisonnablement être considérés comme des empoisonnements; il serait même absurde de faire une pareille supposition; et pour preuve, c'est que ce sentiment de répulsion ne se borne pas simplement aux végétaux : Jules César frémissait au chant du coq; Erasme avait la fièvre à la simple odeur du poisson; la vue d'un lièvre déterminait des syncopes au duc d'Épernon; le maréchal d'Albert mourait à la vue d'un marcassin ou d'un cochon de lait rôti; et, chose plus étonnante encore, un Anglais se sentait défaillir lorsqu'il lisait le 53ᵉ chapitre d'Isaïe.

Les physiologistes et les philosophes ont expliqué ces sortes d'antipathies comme étant les effets de l'imagination. Cette explication peut bien être vraie, mais elle est loin d'être satisfaisante, et laisse quelque chose de vague dans l'esprit, qui fait pressentir que la solution de ce problème n'est point complète.

En face de ces deux espèces de résultats, nous nous trouvons dans la nécessité de conclure que, dans le premier cas, les symptômes morbides qui se développent par suite de l'action des plantes odorantes sur notre économie, sont réellement vénéneux, et tout à fait en dehors de l'influence de l'imagination, puisque dans le sommeil comme dans l'état de veille, ils se manifestent indépendamment et à l'insu de la volonté ; dans le second, ils ne sont que le résultat d'une certaine manière d'être des facultés de perception, que l'on nomme *idiosyncrasie*, et qui pourrait à la rigueur être considérée comme une véritable monomanie.

Ceci posé, voyons quels sont les symptômes caractéristiques de l'empoisonnement par les plantes odorantes.

### *Symptômes.*

Pesanteur de tête, allourdissement des paupières, engourdissement général, disposition au sommeil bientôt empêché par une céphalalgie intense ; palpitations, syncopes, suffocations, vomissements, raideur spasmodique des muscles de la face, et quelquefois de tous les membres, enfin mort par asphyxie si le malade fait un plus long séjour au milieu de l'atmosphère viciée.

*Traitement.*

Renouveler promptement l'air de l'appartement en ouvrant les portes et les fenêtres, éloigner les plantes qui ont causé l'accident, et, s'il y a lieu, c'est-à-dire si les symptômes de l'empoisonnement sont inquiétants, faire usage des moyens indiqués dans le cas d'asphyxie par le gaz acide carbonique (voir cet article plus loin).

## Liqueurs spiritueuses[1].

Le vin et l'eau-de-vie sont les liquides spiritueux dont on fait, aujourd'hui, le plus fréquent usage. L'alcool pur n'est jamais employé qu'accidentellement comme boisson. L'une et l'autre de ces liqueurs, mais principalement les deux dernières, ont des résultats

(1) Poisons narcotico-âcres des auteurs.

à peu près semblables, dont la violence et la gravité sont toujours en raison directe de la quantité du liquide ingéré dans l'estomac. Le vin, même frelaté, produit assez rarement de graves accidents, et quelle que soit la quantité qu'une personne puisse en boire, il est rare de le voir, comme l'eau-de-vie et l'alcool, déterminer la mort.

N'est-il pas honteux pour l'humanité de voir jusqu'à quel point l'abus des liqueurs spiritueuses est porté aujourd'hui? C'est là, sans doute, une des grandes causes de la dégénérescence de l'espèce humaine; car de l'intempérance naît une foule de vices et d'infirmités qui minent sourdement la santé et hâtent le terme de la vie.

L'ivrognerie, à laquelle se livrent tant d'individus, les uns pour s'étourdir sur leurs peines, les autres guidés simplement par un instinct ignoble et crapuleux, l'ivrognerie, dis-je, ce vice qui conduit à l'abrutissement et à la dégradation, qui tue l'intelligence et porte la désolation et la misère dans les familles, est un de ces fléaux indestructibles qui étreint et couvre de boue une partie de la société.

L'homme qui s'enivre est méprisable sans doute, mais dans ses moments d'ivresse il provoque le rire ; la femme ivrognesse est frappée d'ostracisme : le dégoût qu'elle inspire va jusqu'au *soulèvement de cœur.*

L'ivrogne, lorsque sa raison n'est point éteinte sous de trop nombreuses libations, et lorsqu'en un mot il est dans ses moments lucides, conserve encore quelques qualités, quelques sympathies ; mais la femme adonnée à l'ivrognerie n'a ni honte ni pudeur : elle se prostitue au premier passant ; elle ruine sa famille, ses enfants, et, lorsqu'elle n'a plus rien, elle s'adonne au vol pour assouvir sa passion du vin.

L'ivrogne peut se corriger, mais la femme qui s'enivre, jamais.

L'ivrognesse n'est point une femme, c'est une chose sans nom, une monstruosité frappée du sceau de la réprobation, et qui devrait être jetée dans une maison d'aliénées.

### *Symptômes.*

Les symptômes de l'ivresse sont malheureusement trop connus pour en donner une description; nous nous contenterons de dire que le plus grand nombre des auteurs lui assignent trois degrés :

Le premier est caractérisé par la gaieté, l'épanouissement du visage, l'oubli des soucis et des peines, l'indiscrétion et une légère difficulté de prononcer certains mots, ce qui fait dire que l'on commence à avoir la *langue épaisse*.

Le second se reconnaît à la turgescence de la face, à la difficulté de parler, à la brutalité des propos et des actions, à l'incohérence des idées, à la démarche chancelante, à la disposition au sommeil, en un mot à tout ce qui est propre à un homme réellement *ivre*.

Le troisième degré est un véritable état apoplectique. Un homme ainsi est dit *ivre-mort* : il a le visage rouge et même violacé s'il a bu du vin, et d'un pâle cadavéreux si c'est de l'eau-de-vie ; le corps est insensible, l'œil terne, la respiration difficile et l'intelligence entièrement éteinte. Cet état peut durer plusieurs jours et être suivi de mort.

Voilà bien les trois degrés de l'ivresse ; mais parmi ces nombreux phénomènes qui résultent de l'abus des boissons spiritueuses, il en est un tellement étonnant et extraordinaire, que je ne puis m'empêcher de le citer : c'est la *combustion spontanée,* dont sont atteints quelques individus arrivés à un certain âge, et qui, pendant la plus grande partie de leur vie, se sont adonnés aux liqueurs fortes. Tout à coup ils prennent feu et se consument avec rapidité, sans qu'il soit possible d'arrêter cette combustion, car l'eau paraît l'activer au lieu de l'arrêter. La flamme de ce feu, dont on ignore la nature et l'origine, est d'un beau bleu, et ne brûle point les personnes qui la touchent. Il ne reste bientôt du malheureux en proie à cette combustion, que quelques portions d'os et une espèce de suie graisseuse et puante.

### *Traitement.*

Les deux premiers degrés de l'ivresse se dissipent d'eux-mêmes après un sommeil de quelques heures, mais le troisième nécessite le plus souvent des secours. Dans ce dernier cas, si les symptômes de narcotisme persistent longtemps, on conseille de faire vomir, et même de pratiquer une saignée, lorsque le sujet est jeune et d'une constitution robuste. Les boissons acidulées sont indiquées par tous les médecins. On pourrait adjoindre à ce traitement les frictions stimulantes sur toute la surface du corps et les lavements purgatifs; mais ce qui produit toujours les résultats les plus prompts et les meilleurs, c'est l'alcali volatil à la dose de 8, 10, 15, 20 et même 25 gouttes par verre d'eau sucrée que l'on fera boire au malade. Bien que les résultats de ce traitement n'aient rien d'absolu, il n'est pas rare de voir l'ivresse se dissiper promptement au premier verre de cette boisson.

L'eau sucrée, fortement éthérée, peut être aussi employée avec beaucoup d'avantages.

## POISONS MINÉRAUX.

### Acide sulfurique [1].

Connu dans le commerce sous le nom d'*huile de vitriol*, l'acide sulfurique est liquide, de consistance huileuse, de couleur brunâtre, sans odeur, mais d'une saveur extrêmement acide. C'est un poison puissant, qui détermine promptement la mort en détruisant les parties avec lesquelles il se trouve en contact. Sa présence dans l'estomac corrode non-seulement la surface interne de cet organe, mais il perfore rapidement encore ses parois. Une petite quantité de cet acide répandue dans la gorge peut déterminer une tuméfaction de cette cavité telle, que la respiration peut devenir très difficile, et même impossible, et le malade mourir asphyxié.

« Il résulte des faits qui précèdent, » dit

(1) Poison irritant des auteurs. On désigne par le mot irritant tout ce qui peut produire sur nos organes une stimulation assez puissante pour y déterminer de la rougeur, de la chaleur, du gonflement et de la douleur.

M. Orfila dans son *Traité des poisons*, « 1° que l'acide sulfurique injecté dans les » veines détruit la vie, parce qu'il coagule » le sang, en exerçant sur lui une véritable » action chimique d'autant plus forte que la » quantité injectée est plus considérable ; » 2° que lorsqu'on l'introduit dans l'estomac, » il détermine une mort prompte, en pro- » duisant l'inflammation et la désorganisation » de ce viscère, qui ne tarde pas à réagir » sur le cerveau, par le moyen de nom- » breuses ramifications nerveuses; 3° que » lorsqu'on l'applique à l'extérieur, l'animal » succombe aux premiers effets de la brûlure » qu'il occasionne, ou à l'abondante suppu- » ration qui en est la suite. »

### *Symptômes.*

Chaleur âcre et brûlante à la gorge, se continuant le long de l'œsophage et envahissant toute l'étendue de l'estomac, voix croupale occasionnée par la présence des escharres qui résultent de l'action corrosive du poison sur l'arrière-gorge, toux fatigante, haleine fétide, difficulté d'avaler, nausées, vomissements de matières noires ou sanguinolentes produisant une espèce de bouillonnement semblable à celui du vin de Champagne. Abattement considérable, décomposition prompte des traits de la face, anxiété, agitation extrême, sentiment de froid sur toute la surface du corps, douleurs violentes de l'abdomen, diarrhée et parfois constipation, pouls petit, fréquent et irrégulier, affaiblissement rapide bientôt suivi de mort.

*Traitement.*

En réfléchissant avec quelle rapidité l'acide sulfurique désorganise les parties sur lesquelles il séjourne, on sentira combien il est important d'agir promptement, car le moindre retard est souvent mortel, et les secours donnés immédiatement après l'empoisonnement ne sont pas toujours un sûr garant de guérison ; aussi M. Orfila était-il bien pénétré de cette pensée lorsqu'il a dit : « Il ne faut jamais perdre de vue que le succès » dépend ici de l'activité du praticien ; quel» ques instants de retard changent complète» ment le sort du malade, puisque l'acide

» sulfurique détruit les tissus organiques avec
» une promptitude effrayante. »

Cela dit, revenons au traitement.

Faire avaler au malade une grande quantité d'eau contenant de la magnésie calcinée (1). Si ce médicament n'était point sous la main, il serait remplacé avantageusement par l'eau fortement savonneuse. Ces boissons une fois prises en suffisantes quantités, seront remplacées par l'eau gommeuse, l'eau de mauve ou le lait, dans lequel on aura suspendu quelques blancs d'œufs, les sangsues à l'estomac, les cataplasmes émollients, les saignées générales s'il y a lieu, et la diète la plus absolue.

### Acide nitrique (2).

L'acide nitrique, ou *eau forte* du commerce, est une substance liquide et incolore, d'une odeur forte et suffocante, d'une saveur très acide, et d'une puissance corrosive des

(1) On emploie la magnésie comme anti-acide, à la dose de 20 à 30 grammes.

(2) Poison irritant des auteurs.

plus grandes. Son évaporation à l'air libre se fait en formant des espèces de vapeurs blanches très irritantes et provoquant de violentes quintes de toux. Ce poison agit sur l'économie animale à la manière de l'acide sulfurique, mais avec moins d'énergie, et son empoisonnement se combat par les mêmes moyens.

### Acide chlorhydrique [1].

Cet acide est encore désigné sous les noms d'*acide marin*, *esprit de sel*. Il est gazeux, s'échappant des vases où il est renfermé sous forme de vapeurs blanches et épaisses; sa saveur est acide; son odeur forte et pénétrante provoque une véritable suffocation chez les animaux soumis à son influence. L'esprit de sel du commerce, qui est liquide et de couleur jaunâtre, est simplement de l'eau fortement saturée de gaz acide chlorhydrique. Son action sur nous, les symptômes propres à son empoisonnement, et le traite-

(1) Poison irritant des auteurs.

ment à y opposer, se rapportent à ceux des deux articles précédents.

### Alcali volatil [1].

L'alcali volatil fluor, ou *ammoniaque liquide*, est incolore et transparent, d'une saveur mordante et d'une odeur excessivement pénétrante. On l'obtient au moyen d'un mélange d'eau et de gaz ammoniaque. Pris à l'intérieur ou seulement respiré, il irrite fortement les parties soumises à son action, et produit un véritable ébranlement de tout le système nerveux, et en particulier de la colonne vertébrale. Ce n'est guère qu'accidentellement et même très rarement que l'on est à portée d'observer des empoisonnements par cette substance. La circonstance la plus fréquente où son usage pourrait être suivi d'accidents, c'est lorsqu'elle est employée pour ranimer une personne en syncope, et qu'au lieu de promener, à d'assez longs intervalles, sous les narines du malade,

(1) Poison irritant des auteurs.

le flacon qui contient l'alcali ou le linge qui en est imprégné, on le laisse séjourner sous ces organes ; alors il est évident que l'ammoniaque, par son évaporation, irritera la muqueuse des narines, de la gorge, des bronches, etc., au point d'amener promptement la mort.

*Traitement.*

Sauf les complications morbides consécutives à l'empoisonnement par l'alcali volatil, les moyens à opposer à l'action délétère de cet agent sont des plus simples et des plus faciles, et se bornent simplement à faire boire abondamment au malade de l'eau vinaigrée ou de la limonade au citron. La première de ces boissons, tout en ayant l'avantage de se trouver et de se préparer plus facilement que la limonade, est encore un contre-poison plus sûr.

Les accidents inflammatoires consécutifs seront combattus par les émollients et les évacuations sanguines.

## Sublimé corrosif [1].

Le sublimé corrosif, ou *deuto-chlorure de mercure*, est, parmi les poisons minéraux, un des plus redoutables. Sa ressemblance avec le sel de cuisine peut donner lieu aux plus graves méprises. Sa saveur est âcre, caustique et métallique, et quelques grains seulement de cette espèce de sel suffisent pour déterminer un véritable empoisonnement. De toutes les préparations mercurielles, c'est une des plus fréquemment employées en médecine.

### *Symptômes.*

Douleurs vives de l'estomac, vomissements de matières fluides, diarrhée souvent sanguinolente, prompt affaiblissement des forces physiques, syncopes répétées, face décomposée, pouls fréquent et petit, respiration difficile, sueurs froides, insensibilité générale et mort.

(1) Poison irritant des auteurs.

*Traitement.*

D'après les expériences nombreuses des toxicologistes, l'albumine est la substance qui décompose le plus rapidement le sublimé corrosif et neutralise le mieux son action délétère. Aussi, chaque fois que l'on sera appelé à donner des secours à une personne empoisonnée par ce sel mercuriel, devra-t-on s'empresser de lui faire boire abondamment, et jusqu'à la disparition des principaux accidents, un mélange d'eau et de blancs d'œufs (1).

Si les douleurs de l'estomac et du ventre persistent malgré la disparition des symptômes toxiques, ce sera le cas alors de faire usage de lavements et de cataplasmes émollients, de boissons mucilagineuses, de bains généraux et de sangsues à l'épigastre. Tous ces moyens n'auraient aucun succès si la diète la plus sévère n'était observée par le malade.

(1) Le blanc d'œuf est de l'albumine presque pure.

## Vert-de-Gris (1).

( Verdet, acétate de cuivre impur, ærugo. )

Cette matière est en masse ou en poudre de couleur verte bleuâtre, sans odeur, et d'une saveur métallique désagréable. Elle est peu employée en médecine, si ce n'est à l'extérieur comme caustique; à l'intérieur et à faible dose, le vert-de-gris produit facilement les accidents les plus graves, et même la mort.

Il est certain que parmi les empoisonnements qui surviennent accidentellement dans un temps donné, le plus grand nombre d'entre eux est provoqué par la substance cuivreuse appelée vert-de-gris. Ceci s'explique parfaitement par l'habitude où l'on est de faire usage, dans presque toutes les cuisines, de vases en cuivre pour les préparations culinaires. Les aliments préparés dans ces sortes de vases n'ont qu'à y séjourner quelques instants pour déterminer la forma-

(1) Poison irritant des auteurs.

tion d'une certaine quantité de vert-de-gris ; alors cette nourriture, servie sans réflexion et mangée sans soupçon ni répugnance, ne tarde pas, une fois dans l'estomac, à signaler sa présence par tous les accidents propres à l'empoisonnement.

Il est donc de la plus haute importance, pour éviter un aussi grave inconvénient, de soumettre à l'étamage l'intérieur de ces ustensiles, et mieux vaudrait encore, pour plus de sûreté, les proscrire entièrement de l'art culinaire.

*Symptômes.*

Coliques violentes, ventre ballonné et douloureux, diarrhée, tiraillements d'estomac, crachements continuels et de saveur cuivreuse, resserrement de la gorge, soif vive, vomissements abondants, faiblesse très grande, pouls petit et irrégulier, malaise général, douleur de tête, syncopes, sueurs froides, et mort si les secours n'arrivent promptement.

*Traitement.*

(Celui de l'article précédent.)

## Arsenic [1].

L'arsenic est un corps métallique, fragile, de couleur grise, à cassure brillante, mais se ternissant au contact de l'air. Jeté au feu ou placé sur un charbon incandescent, il répand des vapeurs blanches dont l'odeur se rapproche beaucoup de celle de l'ail. Il n'est point employé en médecine, et dans le commerce il est désigné sous les noms de *cobalt*, *poudre aux mouches*, *mort-aux-rats*.

Jadis cette dénomination d'arsenic ne s'appliquait point à l'arsenic métallique lui-même, mais à un de ses composés qui n'est que l'*orpin* ou *orpiment* ( sulfure jaune d'arsenic naturel ). De nos jours on donne le nom d'arsenic, ou mort-aux-rats, à une substance blanche, en poudre ou en masse compacte, ayant une saveur légèrement âcre, et appelée par les chimistes *oxyde blanc d'arsenic*, ou *acide arsénieux*.

L'arsenic métallique, ses composés et ses

(1) Poison irritant des auteurs.

préparations, jouissent de propriétés vénéneuses très prononcées. Leur mode d'action sur notre économie, quoique étant identique, n'a point pour chacun d'eux la même intensité. Les tissus soumis à leur influence s'enflamment promptement, et cette inflammation est telle que la mort rapide en est souvent la suite.

Indépendamment de l'action violemment irritante des arsénicaux, il paraît encore que leurs parties absorbées ralentissent d'abord les mouvements du cœur, et finissent, si la dose est suffisante, par les arrêter entièrement.

Les principaux poisons arsénicaux sont :

1° L'arsenic métallique (cobalt) ;

2° L'acide arsénieux (oxyde blanc d'arsenic) ;

3° Le sulfure jaune d'arsenic (orpiment) ;

4° L'arséniate de potasse ;

5° L'arséniate de soude.

*Symptômes.*

Décomposition et pâleur de la face, petitesse et fréquence du pouls, chaleur brûlante à l'estomac, coliques violentes suivies de selles muqueuses, fétides et sanguinolentes, vomissements de matières brunâtres, urine rouge, prostration des forces physiques, refroidissement général accompagné de transpiration, éruption milliaire sur tout le corps, malaise, syncopes, difficulté de respirer, délire, convulsions et mort.

*Traitement.*

De tous les agents réputés contre-poisons de l'arsenic, aucun d'eux n'a produit des résultats comparables à ceux du péroxyde de fer hydraté-gélatineux. En effet, cette matière ferrugineuse, suspendue dans l'eau et administrée immédiatement après l'empoisonnement, a la propriété d'annihiler les effets des substances arsénicales, avec lesquelles il se combine pour former un nouveau composé insoluble, que l'on doit s'empresser d'expulser de l'estomac et des intestins par les vomissements et les purgations. Il va sans dire que les chances de guérison seront d'autant plus grandes que l'époque du traitement sera plus rapprochée de celle de l'empoisonnement, et d'autant plus douteuses que les soins n'arriveront que longtemps après.

Le mode d'administration de cet antidote est des plus simples :

1° Le prendre en grande quantité ;

2° Diviser cette quantité en un grand nombre de parties égales ;

3° Donner chacune de ces parties suspendue dans un verre ou un demi-verre d'eau, à des époques rapprochées l'une de l'autre, et jusqu'à la disparition des accidents toxiques ;

4° Persévérer dans ce mode de traitement, indépendamment des vomissements qui pourraient survenir pendant son cours.

Les accidents consécutifs seront combattus par des moyens appropriés à leur nature et à leur caractère.

## ASPHYXIE [1].

Bien que cette affection ne puisse être rangée parmi les empoisonnements, sa fréquence néanmoins m'a engagée à lui consacrer un article à part.

(1) Je n'entends par asphyxie que l'état produit simplement par défaut d'air ou par des gaz impropres à la respiration ; celui qui résulte de l'action de gaz réellement délétères n'est point un état d'asphyxie, mais bien un véritable empoisonnement.

MM. Marc et Andral fils définissent l'asphyxie : « *un état de mort apparente, produit par la suspension primitive de la respiration* (1).

Dans cet article, je ne parlerai que de l'asphyxie produite par défaut d'air, et de celle qui résulte de l'action des gaz non délétères, mais simplement impropres à la respiration.

### Asphyxie par défaut d'air.

Des causes nombreuses et variées peuvent s'opposer à l'introduction de l'air dans les poumons ; mais comme notre but n'est pas de nous occuper de toutes en particulier, nous nous contenterons de rapporter les principales :

La compression du cou, soit avec les mains, soit avec une ligature quelconque, constitue ce que l'on appelle la strangulation, et peut, si elle est prolongée, déterminer l'asphyxie en interceptant le passage de l'air dans la

(1) *Encyclopédie moderne*, ou *Bibliothèque universelle de toutes les connaissances humaines*, article *Asphyxie*.

trachée-artère ; la suspension par le cou amène toujours le même résultat, mais souvent accompagné de complications, telles que la luxation des vertèbres cervicales, avec lésion de la moëlle épinière ; un corps étranger, introduit dans les voies aériennes et assez volumineux pour empêcher l'air d'arriver aux poumons, détermine évidemment l'asphyxie ; les sujets qui succombent au croup meurent encore asphyxiés, car les fausses membranes qui se forment dans les bronches agissent alors comme de véritables corps étrangers ; les animaux placés sous la machine pneumatique tombent asphyxiés si l'on fait le vide, et s'ils ne sont point restés trop longtemps dans cet état, on les voit revenir à la vie au fur et à mesure que l'on permet à l'air de rentrer dans la machine ; mais la plus fréquente de toutes est l'asphyxie produite par submersion.

*Symptômes de l'asphyxie en général.*

D'après MM. Marc et Andral fils, voici les symptômes de cette affection (1) : « La face est

(1) Ouvrage cité.

» bouffie et livide, les yeux semblent poussés » hors des orbites, les lèvres sont gonflées » et violettes, la langue tuméfiée sort de la » bouche, toute la surface de la peau est » injectée de sang noir et comme marbrée, » les parois de la poitrine restent immo- » biles. »

### Asphyxie par submersion.

Chaque année, et principalement dans le cours de la saison des bains, il est rare que dans une population un peu nombreuse, placée sur le bord de la mer ou d'une rivière, il ne se trouve pas quelques infortunés marqués du doigt de la fatalité et destinés à périr dans les eaux. Ce doit être une mort bien terrible que celle du noyé !.... mourir quand on cherche le plaisir..., la transition est affreuse !.... Que d'angoisses dans cette lutte courte et suprême où l'homme déploie toutes les forces du désespoir pour se rattacher à la vie ; quelles affreuses pensées doivent l'occuper pendant la minute qui précède son agonie !.... et malgré ce triste tableau, la jeunesse, toujours imprudente, va souvent, joyeuse et souriante, laisser sa vie si belle d'illusions et d'avenir, où elle n'aurait dû, avec quelques précautions, que trouver du plaisir.

On a cru pendant longtemps, et le vulgaire croit encore aujourd'hui, que la mort par submersion est produite par l'introduction de l'eau dans les voies aériennes. Cependant il n'en est rien, et les expériences de Louis et Godwin ont démontré la fausseté de cette opinion. Un homme qui se noie, meurt parce qu'il n'a plus d'air à respirer, et non parce qu'il s'introduit de l'eau dans le poumon ; l'air étant indispensable à l'existence, la mort se comprend parfaitement au fond de l'eau, où la respiration n'est plus possible à l'homme. Voilà pourquoi il est inutile de suspendre par les pieds les noyés dans l'intention de les faire vomir : cette vieille habitude est des plus pernicieuses et peut anéantir ce qui reste de vie chez le noyé, en provoquant une véritable congestion cérébrale mortelle.

*Secours à donner aux noyés.*

Comme il est impossible de savoir au début si la vie est éteinte ou non chez un homme resté sous l'eau un assez long espace de temps, la prudence veut que l'on fasse tous les efforts possibles pour le sauver ; d'ailleurs, comme on a vu des noyés revenir, lors même que tout espoir semblait perdu, cela doit évidemment encourager à persévérer dans l'emploi des moyens que l'on a à sa disposition pour combattre cette espèce d'asphyxie.

Le noyé étant tiré hors de l'eau, le transporter rapidement dans un lieu convenable, c'est-à-dire ni trop chaud ni trop froid et bien aéré, le dévêtir et le placer ensuite sur un lit ou un matelas ; lui élever la tête, le mettre sur le côté de manière à faciliter la sortie des mucosités qui se trouvent dans la bouche ; chatouiller l'intérieur des narines avec des barbes de plumes afin de provoquer l'éternuement ; promener sous le nez de l'éther ou de l'alcali volatil ; le frictionner fortement par tout le corps au moyen d'une brosse rude et de linges chauffés. On peut encore employer pour ces frictions l'eau de Cologne, le vinaigre, l'eau-de-vie, en un mot toutes les liqueurs spiritueuses ; la flagellation par les orties est un moyen puissant de ramener la chaleur à la peau ; les lavements d'eau fortement salée et la saignée du bras ou de la jugulaire, combattent efficacement la congestion cérébrale ; les vomissements, que l'on provoque par tous les moyens possibles, ont le double avantage de produire d'utiles secousses et de débarrasser l'estomac des matières qu'il pourrait contenir ; mais ce qu'il est essentiel de ne point négliger, c'est l'insufflation d'air dans les poumons par la méthode indiquée à l'article de l'empoisonnement par la noix vomique. Pendant cette opération, on aura soin de faire de légères pressions sur le ventre et la poitrine, pour faciliter la sortie de l'air que l'on vient d'introduire dans cette cavité.

L'électricité, dans l'asphyxie par submersion, peut être d'un grand secours, mais il n'est pas toujours facile d'en faire l'application, en raison de la rareté des machines électriques dans certaines localités. Je crois avoir lu quelque part qu'un médecin appelé à donner des soins à un noyé, n'ayant pu, malgré ses efforts continués pendant longtemps, le rappeler à la vie, eut l'idée de le soumettre à l'action de l'étincelle électrique : la commotion produisit une secousse générale qui détermina la contraction des muscles inspirateurs et expirateurs, et l'asphyxié revint à l'instant même à la vie, après quoi on lui fit prendre de temps en temps une cuillerée de vin chaud sucré, ce qui lui rendit peu à peu ses forces et l'amena rapidement à un rétablissement complet.

### Asphyxie par les gaz impropres à la respiration (1).

La chimie a démontré que l'air est composé d'oxygène, d'azote, de gaz acide carbonique, et d'une certaine quantité de vapeur d'eau. Or, comme nous l'avons dit, puisque l'air est indispensable à la vie, il nous reste à savoir si, étant réunies, les trois parties constituantes de cet élément sont indispensables à la respiration, ou si une d'elles, isolée des

(1) Parmi les gaz impropres à la respiration, M. Orfila range l'acide carbonique, l'oxyde de carbone et l'hydrogène carboné.

autres, pourrait présider à cette fonction. D'après les nombreuses expériences faites à cet égard, rien n'est plus facile à résoudre que cette question : ainsi, il est démontré que l'oxygène seul est respirable, et que son action vivifiante a pour but, en arrivant aux poumons, de se mêler au sang pour le transformer de veineux en artériel (1). L'azote et le gaz acide carbonique, d'après l'avis des physiologistes, paraissent modérer l'action trop excitante de l'oxygène sur nos organes.

D'après ceci, on peut poser en principe *que tout individu exposé au milieu d'une atmosphère privée d'oxygène, mourra asphyxié si son séjour s'y prolonge quelque temps.*

Maintenant, quelles sont les principales circonstances où l'asphyxie se déclare par l'effet de gaz impropres à la respiration?....

Un grand nombre d'individus réunis en un local où l'air n'est point renouvelé, comme dans un théâtre par exemple, par leur respi-

(1) Le sang veineux est privé d'oxygène, il est de couleur noire et est impropre à l'entretien de la vie; le sang artériel est d'un rouge vermeil et jouit à lui seul de propriétés vivifiantes.

ration, absorberont tout l'oxygène de l'air de la salle, et seront pris de pesanteur de tête, de disposition au sommeil, en un mot de tout ce qui précède une véritable asphyxie, qui pourra devenir à la fin réelle si leur séjour se prolonge assez longtemps en cet endroit.

Dans un appartement hermétiquement fermé, où se trouve du charbon en combustion, l'oxygène de l'air s'unit au charbon pour former du gaz acide carbonique, impropre à la respiration, et l'asphyxie se produit promptement chez les individus soumis à l'influence de ce gaz.

C'est encore du gaz acide carbonique qui se dégage des cuves où fermente le vin, et qui produit si rapidement l'asphyxie lorsqu'on s'expose imprudemment à son action.

Dans le royaume de Naples, on trouve près de Pouzzole un endroit appelé la *Grotte du Chien*, d'où s'élève, à plusieurs centimètres du sol, une couche de gaz acide carbonique. Les chiens qui pénètrent dans cette grotte meurent instantanément asphyxiés, mais les hommes peuvent impunément s'y tenir debout, car la couche de ce gaz ne s'élève point assez haut pour être respirée par eux.

L'île de Java possède un endroit appelé par les naturels du pays *Guepo-Upas*, c'est-à-dire vallon pestilentiel, et où le gaz acide carbonique s'élève à une grande hauteur. Personne ne peut en approcher sans mourir sur-le-champ : on voit de loin, sur cette partie de terre, des squelettes d'hommes, d'oiseaux, de cerfs, de tigres, d'ours, etc., qui ont voulu y pénétrer.

Comme le gaz acide carbonique a la propriété d'éteindre les corps enflammés, il est facile de reconnaître sa présence. Ainsi, toutes les fois que l'on sera dans la nécessité de pénétrer dans un endroit où l'on soupçonnera la présence de ce gaz, on se munira d'un flambeau : s'il ne s'éteint point on pourra marcher avec sécurité ; mais si l'on voit la flamme s'obscurcir et s'éteindre, la prudence commande de se retirer promptement.

### *Symptômes de l'asphyxie par le gaz acide carbonique.*

Pesanteur de tête, disposition au sommeil,

diminution progressive des forces physiques, malaise général, vomissements, tintements d'oreille et trouble de la vue, palpitations de cœur, céphalalgie violente, respiration difficile, coma profond, et, dans beaucoup de cas, émission involontaire des urines et des matières fécales, enfin suspension de la respiration et de la circulation. On a remarqué chez quelques asphyxiés la face rouge et violacée, avec gonflement considérable de cette partie; dans d'autres cas, elle était d'une pâleur effrayante et comme plombée. Chez les uns, les membres conservent toute leur flexibilité, tandis que chez les autres ils sont raidis et contournés. Dans aucun cas la chaleur animale n'est notablement diminuée; même après la mort elle persiste encore longtemps. Une remarque fort curieuse et inexplicable a été faite : c'est qu'il arrive que quelques personnes éprouvent, sous l'influence du gaz acide carbonique, un plaisir tellement grand, qu'elles préfèrent mourir que d'appeler du secours. Cette particularité a été racontée par plusieurs personnes asphyxiées revenues à la vie.

*Traitement.*

Après avoir soustrait le malade à l'action du gaz acide carbonique, on l'exposera à l'air frais et même froid, puis on emploiera l'eau vinaigrée en aspersions sur tout le corps et principalement sur la face et la poitrine. Le reste du traitement est semblable à celui indiqué dans l'asphyxie par submersion.

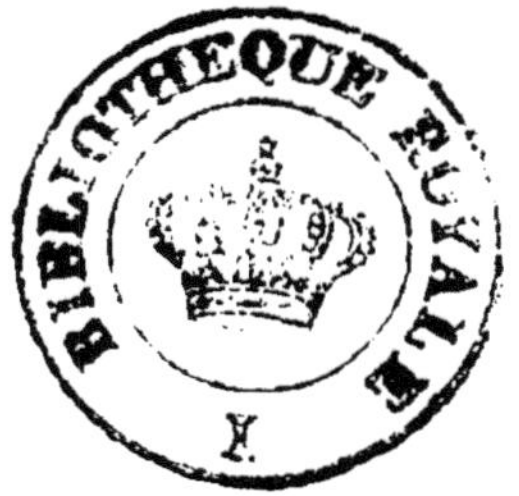


FIN.

# TABLE.



8

POISONS MINÉRAUX.



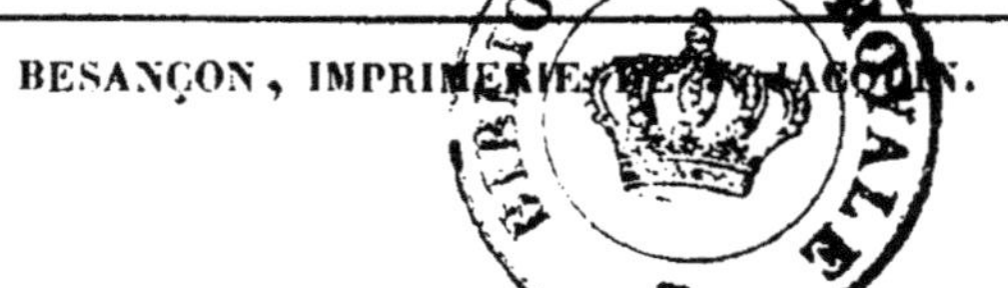

BESANÇON, IMPRIMERIE DE [illegible]

www.ingramcontent.com/pod-product-compliance
Ingram Content Group UK Ltd.
Pitfield, Milton Keynes, MK11 3LW, UK
UKHW020913180726
13838UKWH00002B/515